心と体をキレイにととのえる
「アストロ望診」

あなたに合う「食養生」が見つかる本

日本望診ビューティスクール
鈴木ゆかり〔著〕
医師・産業医
佐野正行〔監修〕

青春出版社

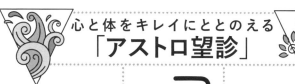

古くて新しい食養生で
私らしい美しさに目覚める。

プロローグ

自分に合った美容と健康のセルフケア、してみませんか

東洋医学では「皮膚は内臓のゴミ捨て場」といわれています。

顔に表れるシミ、シワ、たるみ、乾燥、ニキビ、ホクロ、イボ、クマ、毛穴の詰まり……これらの悩みはすべて内臓不調のサインなのです。

体は、言葉で伝えることはできませんが、〝肌トラブル〟という形で私たちにこうしたサインを発してくれています。

望診とは、東洋医学の四診（問診《もんしん》、望診《ぼうしん》、聞診《ぶんしん》、切診《せっしん》）の一つで、素肌に表れるサインから、内臓不調や精神状態を読み解き、その原因を判断して根本原因を解決するスキルです。

この望診に、あなたの個性を表す西洋占星術を融合させたものが本書でご紹介する「アストロ望診」です。

万人に有効な美容液や、だれもが健康になる食材はありません。人は一人ひとり、体質や肌質、性格、行動、生活習慣から食習慣まで違います。当たり前のことなのに、

「この化粧品がいい」と聞けば飛びつき、「この食材がいい」と聞けばスーパーにダッシュする……。「あの人」に効いたものが、「自分」にも効くとは限らない。でも、もしも自分に合ったものが見つかれば、こんなに最強なことはありません！

「アストロ望診」では、自分に合ったオーダーメイドの美容と健康のセルフケア方法がわかり、あなたらしい美しさを手に入れることができます。

詳しい説明はあとにして、まずは「アストロ望診」でどんなことがわかるのか、実際のケースで簡単に紹介しましょう。

Case 1 美容常識「水を1日2リットル飲む」の落とし穴 ——自分の体に合っていないと逆効果

お話ししたように、いいと言われている美容情報も、だれにでも効果があるわけではありません。よかれと思ってやった美容法や健康法が、かえって自分のいいところを消してしまうこともあるのです。

あるワークショップで知り合った女性は獅子座《しし》。獅子座は火のエレメントで、活動的でリーダーシップがある傾向があります。でも彼女は真逆で、とても消極的で目立たないようにしていました。

顔をみると目の下がポテッとふくらんでいます。望診では、目の下のふくらみは水分の摂取と関係しているとされます。「ちょっと水分をとり過ぎているのかな」と思いお話を聞くと、「美容のために水を1日2リットル以上飲むようにしています」というではありませんか。

美容のために心がけている水分摂取。でも、彼女の顔からは、「水をとり過ぎて体の負担になっている」というサインが発せられていました。

体への負担だけではありません。過剰な水分摂取は、性格にまで影響を及ぼしていたことが読み取れました。つまり、彼女の場合、水をとり過ぎることによって、火のエレメントの活動的な要素が消えてしまい、消極的になっていたのです。

どんないい健康法も、その人の個性に合わなければ逆効果になってしまうのです。

Case 2 ✳ 漢方でもダメだった妊活が、4カ月で妊娠！

土のエレメントの山羊《やぎ》座の奥様と火のエレメントの射手《いて》座の旦那様のご夫婦は、長年不妊で悩んでいました。不妊治療をしてもうまくいかず、漢方の先生のところにも行きましたが、変化なし。

望診をすると奥様にはそばかすがあり、舌にひび割れがあり、胃の不調がみてとれました。土のエレメントはやや頑固なところがあるのですが、彼女の食事内容は、その頑固さやストイックさをより強めてしまうものでした。

土のエレメントの性質から、冷えと乾燥を招きやすいにもかかわらず、奥様が便秘解消のために食べていた食材は体を冷やすものばかり。体に潤《うるお》いが足りていないこともわかり、食事を改善するようにお伝えしました。

一方のご主人のほうに食生活を聞くと、ストレス過多でコーヒーをよく飲むとのこと。火のエレメントの人がコーヒーを飲むと、さらに火の要素を強める可能性があります。火に油をそそぐように、より興奮・緊張状態を招いてしまうのです。

ご主人は頭痛に悩まされていたのですが、おそらくストレスに食生活も相まって過緊張になっていたのでしょう。コーヒーを控え、ハーブティーに変更してもらうなど、食生活を見直してもらいました。

奥様に潤いが戻り、便秘が解消し、体温もアップ。ご主人は緊張状態が徐々にほぐれ、頭痛が改善。そして4カ月後、なんと治療なしで自然妊娠することができました。

Case 3 ✷アストロ望診による心と体のセルフケアで、婚活に成功！

アストロ望診が婚活にもプラスになったケースです。アストロ望診は体の不調はもちろん、心にもアプローチします。そのことを知って相談に来た女性は、土のエレメントの牡牛座《おうし》。結婚紹介所で出会った人とデートまではこぎつけるものの、長続きしないという悩みを持っていました。

土のエレメントはどちらかというと、人に心を開くまでに時間がかかる傾向があります。食生活を聞くと、土のエレメントの要素を強めてしまう根菜類やナッツ類をとり過ぎていて、どんどん頑固に、どんどん動かない方向に傾いていることもわかりました。ですから、変わりたくても変われなかったのでしょう。そこで心を開く陰性の食事と、体を温める食事内容をお伝えしました。

さらに同居のご家族の星座を聞いたところ、お母様が影響力の強いタイプで、どうやら彼女は家族に気をつかって暮らしているようでした。だから、結婚も無意識に自分の好みではなく、お母様の気に入る人を選んでいるのかもしれないと思い、家族と離れて暮らしてみることをおすすめしました。

その後の彼女の行動の早かったこと。なんと1カ月で一人暮らしを開始。牡牛座って、決めると早いんです（笑）。

食事内容を変えたことで、人に心を開きやすく、リラックスして本来の自分を出しやすくなったのでしょう。本当に価値観が合う、お笑いのセンスが一緒の素敵な男性に出会い、あっという間に結婚にいたりました。

Case 4 ✸ ひどいアトピー肌が改善！ 自信が生まれ起業もできた！

アトピーに悩まされていた女性がカウンセリングに来ました。とくに手の湿疹がひどく、赤みが強くてゴワゴワしていて、普段はサポーターで隠しているほど。

望診でみると陽性の熱いタイプ。星座も火のエレメントの獅子座だったので、もともと「陽」の要素が強いタイプでした。

一般的にアトピーなどのアレルギー性の病気は、冷えがよくないといわれることがあります。彼女も体を冷やさないように、洋服は重ね着、食事は加熱して、温かいものを食べる、根菜類など体を温める食材を選ぶことなどを意識していました。

でも、これは陽性の強い彼女にとって、体内にどんどん熱をこもらせてしまう行動だったのです。

彼女には睡眠不足や頭痛、過集中により体調を壊すようなところがありました。これらも、心身のバランスが崩れて「陽」に傾いている証拠です。

「あれ、ひょっとして私の体、すごく陽性になってない？」

望診を勉強するうちに彼女はそのことに気づきました。そこで食事内容を改善。旬《しゅん》の生野菜やフルーツなど、水分が多いものもタイミングを考えながら取り入れるようにしました。

数カ月後、赤みは引いていき、肌の回復が目にみえてよくなり、アトピーが改善。自分が変われたことで自信も生まれ、起業してアストロ望診を仕事にされています。

✵「体にいい食べ物」の落とし穴
――健康法に合う・合わないがあるワケ

「水は1日2リットル以上飲むといい」「アトピーの人は体を冷やしてはいけない」などの情報や、「○○を食べると美容にいい」など特定の食材をすすめる健康法があふれています。

もちろん、これらの情報や健康法が間違っているわけではありません。ただ、自分の気質や体質、そのときの自分の体調を無視して、やみくもに試してしまうと、バランスを崩してしまうこともあります。そもそも、万人に効く健康法などというものはないのです。

いいことだと思ってやっていたことが、もしかすると、あなたの健康と美容にとっては逆効果だった、ということがあるのです。

自分のことを知らないまま、「いい」といわれたことを信じてやり続けることは、近道のようで、実は遠回り。自分を知れば、何をすればいいのかがわかります。自分にとって最善の健康法、美容法がわかるのです。

食べ物には体を冷やすものと、温めるものがあります。食材を選ぶときに、何をどう選ぶか気をつけることは大切です。とはいえ人間だもの、いろいろなものを食べたいですよね。好みだってあります。

たとえば、自分が体を冷やしてはいけないタイプだとわかっているとします。それでも体を冷やす食材を食べたい！　そんなとき、どうしますか？「フルーツは体を冷やすから、大好きだけどガマン」なんてつらいですよね。

そんなときは「食べ物」ではなく「食べ方」を工夫しましょう。

「加熱して食べる」「塩を加えて食べる」ことで、冷やす働きを少し弱めることができます。こうしてバランスをとれば、体への負担も軽くなるのです。

こんな工夫ができるのも、〝自分〟を知っているからこそ。

望診から、そして生まれ持った星座から、あなたにどんな傾向があるかがわかり、いまの食生活や生活習慣、心の状態から、バランスがとれたいい状態なのか、バランスが崩れて偏った状態なのかがわかるのです。

このことを知っておくだけで、いわゆる「体質だから仕方ない」とあきらめていた**症状や不定愁訴などが劇的に改善した例はたくさんあります。**

✷東洋医学と西洋占星術を融合した「アストロ望診」との出会い

私が望診と出会ったきっかけは、父のがんでした。直腸がんのステージ4だった父のためにあらゆる健康法を学び、マクロビオティックに出会い、その流れで東洋医学の望診を勉強したのです。

父と並行して私自身も実践するうちに、赤ちゃんのときから40年近くも悩まされてきたアトピーの症状が、脱ステロイドからたった4カ月で落ち着いてしまったのです（ちなみにステージ4だった父も、いまではピンピンしています）。

同時に、小さいときから星座が大好きだったので、ホロスコープの勉強もしていました。私の師匠である有馬ようこ先生の「健康と星座」という講座を受けたのもその頃。

そのときの雷に打たれたような衝撃は、いまでも忘れられません。

「私はこのためにホロスコープを勉強してきたんだ！」と確信したほどです。

星座と健康のつながりがわかっただけではありません。星座のことを学んだあとに望診をすると、おもしろいようにつながることがわかったのです。

「東洋医学と西洋占星術。この2つのつながりが読み解けたら、最高のセルフケアができるかもしれない」

そこから、たくさん勉強をしていきました。

東洋医学の五行思想と望診、西洋占星術の四元素（エレメント）は、一見すると異質なもの同士。でも、ルービックキューブで型を作るように、またはジグソーパズルのピースを当てはめるように、丁寧に合うものを調べていき、融合させていったのが「アストロ望診」です。

✷情報過多の時代、まず自分に合うものを見つけることが大事

いままで約1500人の肌分析をし、カウンセリングをしてきました。そこから体系立てた東洋医学の望診法と、西洋占星術を融合したアストロ望診で自分を知ることによって、自分に合ったセルフケアをすることができます。

私自身、生後半年でアトピー性皮膚炎と診断されてから37年間、ステロイドを使い続けてきましたが、完治！　いまでは日焼け止めを使うことなく、色白肌をキープし

ています。生まれつきのアレルギー体質で、いわゆる「アレルギーマーチ」の状態でしたが、いまは健康そのもの。

現代は多くの情報にあふれています。情報に振り回されないためにも、まず自分に合うものを見つけることが大切です。

現代医療にはいい面もたくさんありますが、不調を起こしているところだけみて、その人全体をみることは、残念ながらありません。これまでの時代に行われてきた「この病気には、この治療」「この病気にはこの薬」という対症療法では、様々な要因が複雑に絡《から》み合っている現代人の不調には立ち行かなくなってくるでしょう。そうではなくて、その人の状態に合わせて、その人にとって最大にいいものを選ぶことが必要になってくる時代がもうすぐそこまで来ています。

アストロ望診は、あなたの生まれつきの体質や肌質に合わせた根本原因にアプローチします。だから、一度「アストロ望診」を身につけたら、美肌と健康を一生キープできるというわけです。高い化粧品を買い続けることも、エステに通い続けることもなく、病気になる前に体の不調のサインをキャッチすることもできるのです。

しかも、自分だけでなく、家族や大切な人の健康も守ることができます。自分の言葉で悩みや不安をうまく伝えられないお子さんや、思春期で悩みを話したがらないお子さん、仕事でストレスを抱えているご主人からおじいちゃん、おばあちゃんまでアストロ望診の視点があればだれにでも、その体と心に寄り添うことができるのも、大きなメリット。誕生日（星座）と顔（肌）をみるだけで、多くの情報がわかり、その人だけの美容法、健康法を伝えることができるのです。

「一家に一人、〝アストロ望診〟ができる人を！」。これが私の願いです。

では、さっそく始めましょう！

鈴木ゆかり

あなたに合う「食養生」が見つかる本✷目次

Step 0
心と体をキレイにととのえる「アストロ望診」とは

Step 1

「顔の望診」で体からのサインと食べ過ぎ食材をチェック！

Step 2

「ホロスコープ」で本来の気質・体質を知る

Step 3

今日から実践！あなたにぴったりの食養生

本文イラスト　瀬川尚志
本文デザイン　岡崎理恵
編集協力　樋口由夏

Step 0

心と体をキレイにととのえる「アストロ望診」とは

東洋医学の望診×西洋占星術《アストロロジー》＝アストロ望診

東洋医学には四診といって、問診、望診、聞診、切診があります。

問診はみなさんもよく知っているように、病院で問診票を書いたり、医師によって病状や不調などの主訴を聞き取ったりすることです。聞診は音を聞いたり、匂いをかぐことで診断するもの。声を聞いたり、体臭などから判断するものです。切診は、脈をとったり、おなかを触ったりする診断方法です。

そして望診は、四診のなかでも素人でも客観的にできる優れた肌診断であり、目でみる診断方法です。客観的に判断できるので、主訴に左右されないもの。たとえば「体が熱いです」「腰が痛いです」と言われても、人それぞれ基準や感じ方も違います。望診は外見でのみ判断するので、人によってみ方が違う、ということはまずありません。

望診は、元は中国で発達した手法ですが、日本で独自に進化発展を遂げ、心身の不調を起こす原因になる食材の判別が可能なことが特徴です。

東洋医学は、エビデンスを重視する西洋医学と違い、陰陽五行説《いんようごぎょうせつ》を人体に当てはめて考えます。陰陽五行説は、中国の陰陽思想と五行思想の2つが結びついて生まれたものです。

陰陽五行説では、万物は「木」「火」「土」「金」「水」の5つの構成要素で成り立っていると考えます。

この5つの構成要素は、自然界のさまざまなものに対応すると考えられています。季節を春・夏・秋・冬・土用と分けるように、方位を東・西・南・北・中央と位置付けるように、人間の体そのものも、5つの構成要素に分けると考えるのです。

人体の内臓は、肝《かん》・心《しん》・脾《ひ》・肺《はい》・腎《じん》という5つの臓器、胆のう・小腸・胃・大腸・膀胱という5つの腑《ふ》に分類されます。

陰陽五行説については後ほど詳しく説明していますので、ここでは東洋医学で5つの構成要素に分類することだけ、頭に入れておいてください。

陰陽五行でみる「望診」を一言でいえば、顔のどこにサインが出ているかをみるもの。顔のサインは内臓に対応しているのです。**顔をみることで弱っている臓器とともに、「食べ過ぎ食材」がわかる**のが特徴です。そこから、いま自分にどんなバランスの乱れがあるのかがわかるのです。

バランスが悪くなる原因はさまざまですが、たとえば血の巡りが悪いことや、栄養素の不足など、その原因も望診でわかります。

一方、**「西洋占星術」では、生まれながらに備わる気質・体質を読み解き、どんなことにストレスを感じやすいのか、どこに不調を起こす傾向をもっているのかがわかります。**これが「個性」の部分です。バランスが乱れているときに体質の基準となるのは、この星座です。

西洋占星術のほうはなじみがある人が多いでしょう。全部で太陽星座は12星座ありますが、それを四元素（エレメント）という形で分類します。

東洋は五行で5つの分類ですが、西洋では4つに分類することになります。

なぜ東洋と西洋の両方の分類でみていくのでしょうか。

それは、五行の5つの分類だけではみえにくいことや判断しにくいことを、西洋の4つの分類で分割してみると、みえてくることが多いからです。五行で細分化したときに少しみえにくくなっている部分を、西洋の4分類によって幅広い視点で俯瞰《ふかん》して捉えることができるのです。

西洋のハーブ療法も、インドのアーユルヴェーダも、東洋医学も、人類の叡智《えいち》の結晶であり、どれも素晴らしいものです。どれも「自分の個性をみながらバランスを整える」ことを大切にしています。

なかでもアストロ望診は、東洋医学に西洋占星術の視点を入れることによって、一人ひとりの個性をより重視することができるものだと自負しています。

私がこれまでカウンセリングするなかで、個性を無視することなくアドバイスすることができたのは、東洋と西洋を融合させることで、幅広く、多角的な視点をもつことができたからです。

自分の心や体のどこに不調があるのか、どの食材をとり過ぎているのか、また、バランスをとるにはどの食材を選び、どのように調理すると自分の個性に合わせることができるのか……それがわかるのが「アストロ望診」なのです。

医療と占いはヒポクラテスの時代からつながっている

「東洋医学の望診法なのに、なんで西洋占星術なの？」

「東洋なら、四柱推命《しちゅうすいめい》や九星気学《きゅうせいきがく》などの占いがあるのに、西洋占星術？」

こんな疑問を持たれる方もいるかもしれません。

理由は先ほどお話ししたように、東洋と西洋の両方の視点からみられるから。東洋は西洋を否定しませんし、西洋も東洋を否定しないと思っています。

たとえば代替医療ではホリスティック（全体的）な視点を持つことを重要視していますよね。要は、目にみえないつながりやバランス、全体をみる視点です。私のなかでホリスティックな見方ができるもの。それがアストロ望診だったのです。

医学的なことや健康・美容のアドバイスに占いを用いることに抵抗がある人もいるかもしれませんが、実はとても関わりが深いもの。

そもそも伝統医療において、医療と占術は密接につながっているものでした。医学の祖・ヒポクラテスは、「患者のホロスコープを解明できない者に医師の資格はない」と言ったといわれています。

その人がもともと持っている気質や体質を知らないままハーブや漢方薬を処方することはできません。

たとえば、熱くなりやすい「陽」の体質の人に、熱くさせるものを処方してしまったら、その体質を強め、バランスを崩すことになります。体質を知らなければ、バランスをとる処方はできないのです。そこで占術が用いられていたというわけです。

占いというだけで非科学的だといわれることがあります。一方の現代医療はエビデンス重視で非常に科学的なものです。科学は再現性のないものはダメな世界です。そのなかでいつの間にか、再現性のない占術というものが切り捨てられてしまったのでしょう。

でも、自分自身を振り返ってみてもわかるように、一人の人間として生きていれば、ずっと同じではいられません。むしろ、変わっていくものです。体質だけでなく、性格や心も変わることがあります。子どもの頃と大人になった自分が、まったく同じ体質、まったく同じ性格だと言い切れる人がどれくらいいるでしょうか。変わる人、あまり変わらない人、さまざまいるなかで、再現性やエビデンスだけを重視してしまうと、むしろ偏った見方になってしまう可能性があります。

哲学も文学も医学も芸術も、もともとは全部一つでした。でもそれがいつしか分断されてしまいました。人間の体もそうです。人間の体は一つなのに、バラバラに分けて部分だけをみて、対症療法だけで対応していることが多いのが現実です。専門性があるのはいいですが、人間はそんなに単純な生き物ではないはずです。

大げさな言い方になってしまいますが、私はアストロ望診で、もともとの医療のあり方に立ち戻ることができると思っています。

「この薬を飲まないと、あなたの健康は保てません」ではなくて、みえないところまで大事にすること、あなたの本当の個性まで大事にすることで、心身ともにバランスがとれた自分になることができるのです。

食べ過ぎ食材の引き算と生活習慣の改善で、内側からキレイになる

望診では、食べ過ぎ食材がわかることが大きな特徴だとご紹介しました。言い換えれば、食べ過ぎ食材の量を減らしたり、食べなくしたりする引き算をすることで、心と体のバランスがとれることになります。

今、世の中にあふれている健康法や美容法は、何かを食べたり飲んだり、何か商品を購入して塗ったりつけたり、足し算をすることばかりです。でも、望診は真逆で、食材の引き算をするだけで体調の改善につながります。お金がかからなくて、とっても経済的なのです。

これに西洋占星術の視点を加えたアストロ望診によって、個性に合わせた食事や生活習慣、マインドの整え方がわかるので、一人ひとりにカスタマイズした健康法や美容法がわかります。

望診は肌に出るサインを読み解くものです。アストロ望診で食事や生活習慣が改善

すれば、内臓の不調や精神的な不安も改善し、肌に出ていたサインも徐々に消えていき、お肌もきれいになります。

結果的に肌はきれいになりますが、美しさは外見だけではありません。見た目だけをきれいにしようと外側にアプローチする美容法と違い、内側から輝くような美しさを手に入れることができます。


「自分のことは自分がいちばんよくわかっている」

よくこんなふうに言われることがあります。でも、多くの人をみていくなかで、みなさん、意外と自分のことを知らないことに気づきます。「私はこういう体質だから」「もともとこういう性格だから」と決めつけていませんか。

もしかしたらバランスを崩していて、「そういう性質や性格」になっているだけなのかもしれません。「本来のバランスのとれた自分」は、もっと違うのかもしれないのです。本当の意味で美しい、輝くようなあなたはまだ隠れてしまっているのかもしれません。

多くの人は、自分の本当の気質や体質に気づく手立てがあることを知りません。

それができるのが、アストロ望診です。

今からでも遅くありません。いつからでも私たちは変わっていけます。何より、自分の心や体の状態を知ることによって自分を大切にできるので、人生も変わります。

調和のとれた心と体があれば、豊かな人生を送ることができるのです。

アストロ望診に出会えたあなたは、ラッキーなのです！

アストロ望診のやり方——3つのステップ

まずは、アストロ望診のやり方を3つのステップに分けて紹介しましょう。

Step 1　「顔の望診」で弱っている臓器と食べ過ぎ食材を知る
Step 2　太陽星座の4つのエレメントで自分本来の気質・体質を知る
Step 3　不調と照らし合わせてバランスをとる食べ方、生活習慣を知る順番としては、まずＳｔｅｐ①で顔の望診をして、不調な臓器・弱っている臓器および食べ過ぎ食材を特定します。

次にＳｔｅｐ②で生まれた日の太陽星座から４つのエレメントのどこに属しているかを確認します。４つのエレメントにはそれぞれ本来の気質・体質があります。そこから自分本来の気質・体質を確認し、今の状態と比べてみるのです。

自分のエレメントに合った気質・体質からかけ離れていれば当然不調になりますし、本来の気質・性質に近づけば近づくほど、本来の自分に戻っていくことになります。

最後にＳｔｅｐ③で、Ｓｔｅｐ①と②で照らし合わせた今の自分の不調の状態から、バランスをよくする食べ方や生活習慣を見つけていきます。

アストロ望診の最大のメリットは、まず「顔」という目にみえるものから確認したうえで、個性と照らし合わせることができるということです。

望診は自分自身なら鏡をみればできますし、友人やパートナーの顔をみて判断することができるのも、いいところ。

望診で不調や食べ過ぎ食材を知り、その食べ過ぎ食材を減らすことだけでも、十分に有効です。でも、アストロ望診のすごさはここからです。

太陽星座を知ることで個人の気質・体質がわかるので、自分の気質・体質に照らし合わせてバランス調整ができるのです。

自分のエレメントの気質・体質と違う食事や生活習慣であれば、自分のエレメントに即したものに戻していく。一方、自分のエレメントの気質・体質に即した食事や生活習慣であるにもかかわらず不調が出ている場合は、自分のエレメントの要素が過剰になっていることになるので、引き算をするイメージでバランスをとっていきます。

だから、順番は「望診」→「アストロロジー（太陽星座）」になっているのです。

一例を挙げて大まかな流れをお伝えすると、こんな感じになります。

㊎

Step 1 望診で弱っている臓器が「腎臓」とわかる。冷えに弱い臓器である腎臓に負担をかけている食材としてアイスクリームを特定。

Step 2 太陽星座は射手座なので、火のエレメント。本来は「熱を持っているタイプ」。

Step ③ 熱を持っているタイプであるにもかかわらず、冷えに弱い腎臓が弱っていることから、心身の熱を冷まそうとするあまり、冷たいアイスクリームを食べ過ぎていた傾向がわかる。

熱しやすい個性と、負担がかかっている腎臓とのバランスをとるためには、それまでのアイスクリームの代わりにパイナップルを取り入れてみる。

慣れてくると、望診も太陽星座も同時進行でみていくことができますが、この本は初めてアストロ望診に触れる方を対象にしていますので、この3つのステップを踏むことから始めましょう。

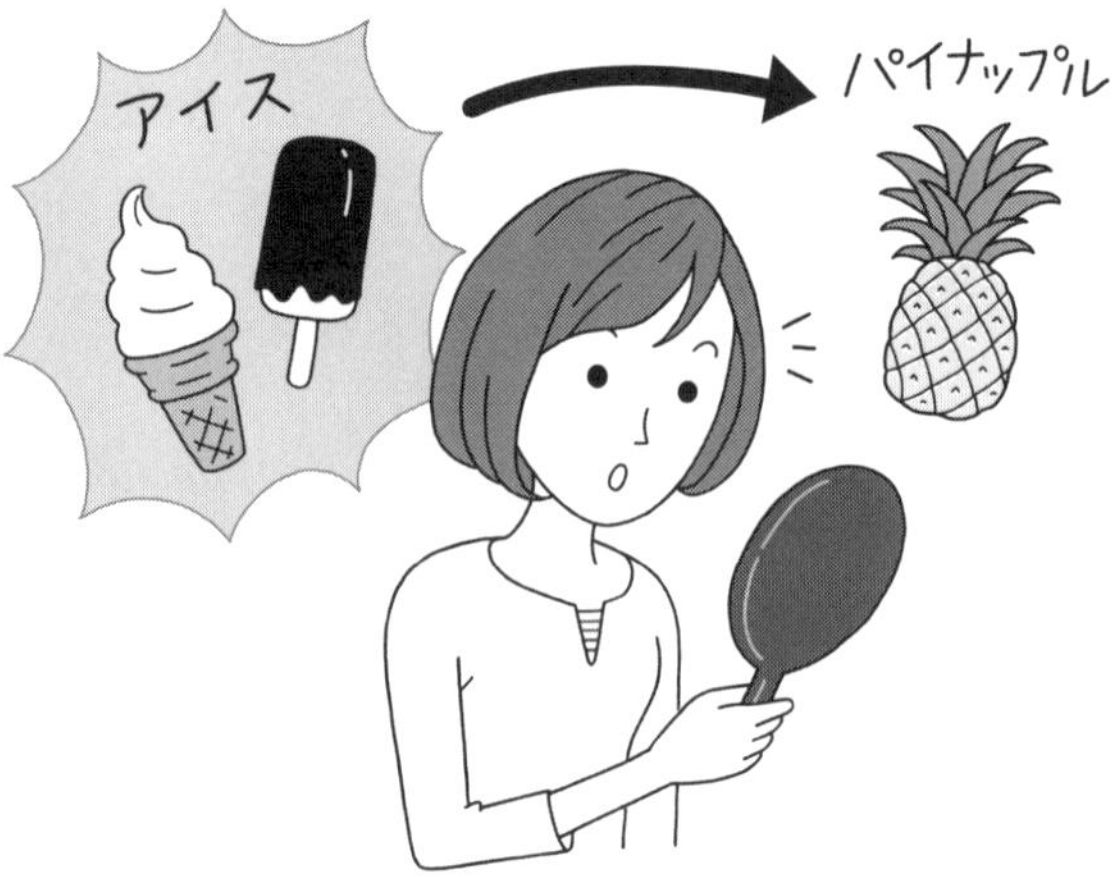

Step 1

「顔の望診」で体からのサインと食べ過ぎ食材をチェック！

「望診」は東洋医学の陰陽五行がベース

Step0でご紹介したように、望診は中国に古くから伝わる「陰陽五行」がベースになっています。

古代から、すべての物事には「陰」と「陽」があり、宇宙の森羅万象《しんらばんしょう》は相反する陰と陽によって過不足を補い、バランスをとっていると考えられてきました。

たとえば人間では男性が陽、女性が陰にあたります。季節では春から夏が陽、秋から冬が陰。陽は光で陰は影。

どちらがいい、悪いというものではなく、両者が必要であり、陽のなかにも陰があり、陰のなかにも陽があります。また陽が極まれば陰となり、陰が極まれば陽となる。陰がなければ陽は存在しませんし、その逆もまた同じなのです。

それをわかりやすく表したのが、みなさんおなじみの陰陽《いんよう》太極図《たいきょくず》☯です。

人間の体の状態や健康法としても陰陽は使われています。

そして、陰陽の二極では表しきれない要素を、木《もく》火《か》土《ど》金《こん》水《すい》に分けたものが陰陽五行です。

43ページの図をご覧ください。

東洋医学では自然界のものは5つの要素で分類することができると考えられています。もともとこの5つの要素が自然を動かしていると考えられていて、その5つが木火土金水といって、いわゆる五行といわれるものになります(「行」は巡りを意味します)。

木火土金水は、いってみれば自然界の分類の最小単位。自然界にあるものはすべてこの木火土金水に似た性質にあるもの同士に分類することができます。自然界に存在している私たち人間も、この分類に分けることができます。

人間の個性も五行で分類できるし、一人の人間の体のなかも五行で分類していくことができることから、自然界の現象と同じような働きが体でも起きていると捉える考え方です。

たとえば人体の内臓では肝《かん》・心《しん》・脾《ひ》・肺《はい》・腎《じん》という5つの臓器、胆のう・小腸・胃・

肝 — 胆のう — 目 — 筋

心 — 小腸 — 舌 — 脈

脾 — 胃 — 口 — 肌肉

肺 — 大腸 — 鼻 — 皮毛

腎 — 膀胱 — 耳 — 骨

生み育てている矢印

「木」をこすり合わせることで燃えて「火」をおこす
→「火」が燃え尽きると土（灰）になる
→「土」の中からは「金（金属）」が生まれる
→「金属」の表面には「水（水滴）」がつく
　そしてまた「水」を吸って「木」が育っていく

「望診」のベースとなる陰陽五行とは

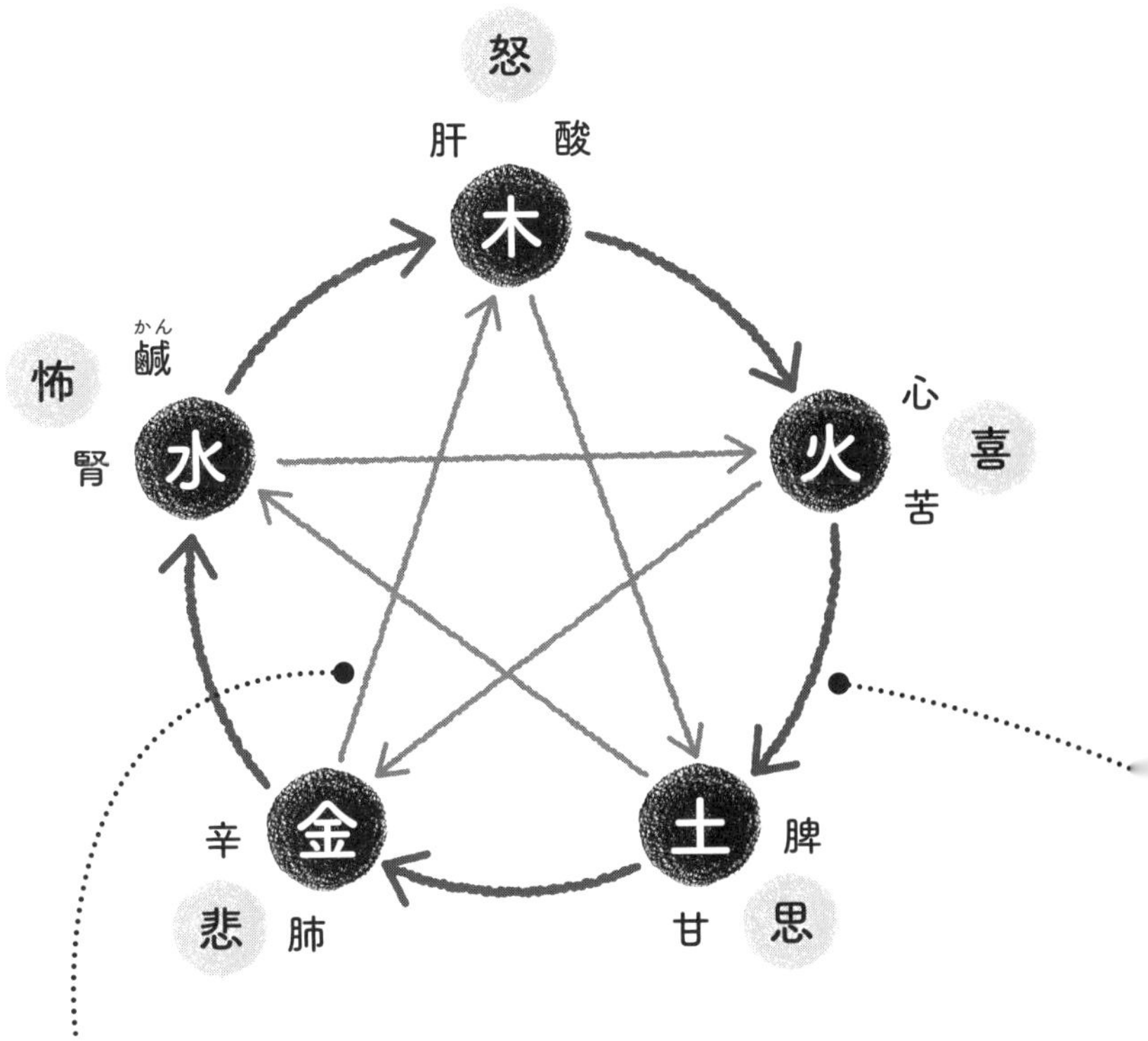

抑制する矢印

「木」→「土」… 木は土の栄養を奪って成長していく。だから木が強すぎれば、土がどんどんやせていってしまう。

「土」→「水」… 土は水を汚し、また土は水の流れをせき止める。

「水」→「火」… 水は火を消す。燃え過ぎている炎を適度に鎮火させる。

「火」→「金」… 高温に熱すると金属は溶けて、形を変えさせられる。

「金」→「木」… 金属が、のこぎりやなたのような刃物になると、木を切り刻むことができる。

大腸・膀胱という5つの腑に分類されます。

陰陽五行論がわかってくると、自分がいま弱っている臓器や、どういう順番で不調が出てくるのか、簡単にわかります。そして五臓に不調があると、サインとして顔に顕著に表れます。これを元に行っているのが、あとで紹介する「顔の望診」です。

木火土金水は私たちが生きていくうえでなくてはならない要素です。一つでも欠けたら自然の巡りも起こらないし、私たちの体の巡りも滞ってしまいます。

たとえば「木」は、木に代表される植物のことを表しています。木のように枝葉が伸びていくのがテーマ。ですから、木だけをイメージするのではなく、木が持っている特徴をほかのものに当てはめて、似たようなものが分類されています。

43ページの木火土金水の外側の円の矢印と、内側の星形の矢印は、お互いの関係性を表しています。

外側の矢印が生み育てていく矢印、内側の星形の矢印は相手を抑制し、コントロールする矢印を意味します。車でたとえると外側の矢印がアクセル、内側の星形の矢印がブレーキのようなものです。

安全運転をするためには、アクセルとブレーキの両方が必要ですね。ですから、私たち人間も、両方がうまくバランスがとれている必要があります。

季節の巡り、一日の巡りなども、ただ進むだけではなくて、少しずつコントロールする力が働いて、〝いい巡り〟が起きているのです。外側の矢印、内側の矢印のどちらがいい、悪いではなく、両方のバランスが大事なのです。ただし、抑制の力が過度に働けばストップさせる影響が強くなるので、病気の進行を考えたときは、内側の星形の矢印の順番で不調が出てくる傾向が強くなります。

五臓不調のサインは「出る順番」がある

中医学でいう「五臓」は厳密には西洋医学でいう臓器そのままと同じではありません。たとえば「肝」は、「肝臓」という臓器だけを指すのではなく、その臓器の働きや、そこから影響がおよぶ機能（例:「肝」は自律神経に影響する）までも意味しています。

陰陽五行では、一年を「五季」の5つに分類しています。「五季」は五臓が対応する季節を意味しています。

一般的には「四季」ですが、ここに季節の変わり目を表す「土用」を一つの季節と捉えて「五季」としています。

五臓はそれぞれの対応する季節に活発に働きますが、行き過ぎてオーバーワークになればその臓器に負担がかかると考えられています。また、五行にはそれぞれサインとして表れる色の傾向や、抱きやすい感情なども分類されています。

また、「五味」は、五臓をいたわる味を意味しています。同時に五臓が弱ったときに求める味でもあります。ただ、とり過ぎると負担にもなるので注意が必要です。

たとえば「脾」をいたわるのは「甘味」ですが、甘いものをとり過ぎると、逆に負担をかけることになります。

「肺」をいたわるのは「辛味」です。肺は乾燥を嫌うので、潤いを与える必要があります。適度に辛いものを食べると、汗をかきますね。それが肺をいたわることにつながります。でも、辛過ぎるものを食べてしまい、滝のように汗を流してしまったら、体内が乾燥して逆効果になってしまう、ということになります。

ここで、五臓のサインが表れる順番などもみていきましょう。五臓は人体でいちば

五臓をいたわる味と食材

青菜や芽吹く力のある食材を食べる
ニラ、小松菜、
豆もやし、発芽玄米など

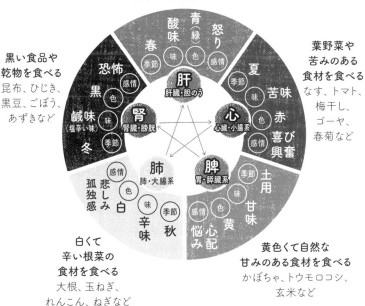

黒い食品や
乾物を食べる
昆布、ひじき、
黒豆、ごぼう、
あずきなど

葉野菜や
苦みのある
食材を食べる
なす、トマト、
梅干し、
ゴーヤ、
春菊など

白くて
辛い根菜の
食材を食べる
大根、玉ねぎ、
れんこん、ねぎなど

黄色くて自然な
甘みのある食材を食べる
かぼちゃ、トウモロコシ、
玄米など

五行色体表 ※一部

五行	五臓	五腑	五志	五季	五方	五悪	五色	五味	五根	五体
木	肝	胆	怒	春	東	風	青	酸	目	筋
火	心	小腸	喜	夏	南	暑/熱	赤	苦	舌	血脈
土	脾	胃	思	土用	中央	湿	黄	甘	口	肌肉
金	肺	大腸	悲/憂	秋	西	燥	白	辛	鼻	皮
水	腎	膀胱	恐/驚	冬	北	寒	黒	鹹	耳/二陰	骨

ん守らなければいけない器官です。五臓の機能がストップしたら生命を維持するのが困難になるからです。

そこで、五臓に負担がかかっているということを、五腑に不調が出ることで体が教えてくれます。

しかし、体の内側にある五腑も病気になるのは困るので、**病気になる前に体の外側・内臓から遠いところから不調のサインを表します。それが顔の感覚器（目・舌・口・鼻・耳）です。**

このサインを放っておくと、徐々にサインは五臓へと近づいていきます。

木・肝（肝臓、胆のう）・酸味・春

肝は、血液を貯蔵し、全身にめぐらせる血流量の調整をします。気を巡らせ、自律神経も調整してくれます。

肝に負担がかかりすぎると、まずは胆のうに不調が出て、そのサインとして目、筋の順番で不調が出るといわれています。

「肝」の不調のサインが出る順番

目↓筋↓胆のう↓肝

木は春に成長するので、季節は春に対応しています。春になると肝にも負担がかかりやすくなります。

肝をいたわる味は、柑橘《かんきつ》類や酢などの酸味です。肝は木なので、芽吹く力がある食材や葉物野菜などをとるのもいいでしょう。

㊒小松菜、ニラ、山菜など。

火・心(心臓、小腸)・苦味・夏

心は心臓と同じように、全身に血液を送るポンプのような働きをしています。精神や意識、思考のコントロールもします。心に負担がかかりすぎると、小腸に不調が出て、そのサインとして舌、脈の順番で不調が出るといわれています。

「心」の不調のサインが出る順番

舌↓脈↓小腸↓心

火は、太陽の暑いイメージそのままに、夏に対応しています。暑い季節は、心臓にも負担がかかりやすくなります。

心をいたわる味は、苦味です。苦味のある食材や水分の多いウリ科やナス科の野菜がいいでしょう。

㊪ピーマン、ゴーヤ、キュウリ、なす、トマトなど。

土・脾（膵臓、胃）・甘味・土用

胃の消化吸収の働きを助けます。内臓の位置を保つ機能もあります。脾に負担がかかりすぎると、胃に不調が出て、サインとしては口、肌肉（皮下組織・皮下脂肪など）に不調が出るといわれています。

「脾」の不調のサインが出る順番

口→肌肉→胃→脺臓

土は、日本では季節の変わり目の期間を意味します。立春、立夏、立秋、立冬の直前の約18日間を「土用」と呼び、年に4回訪れる土用期間を合計すると約72日になることから、一つの季節を構成するとして重視されています。

脾をいたわる味は、甘味です。自然の甘みがある食材がおすすめです。

例 かぼちゃ、とうもろこし、サツマイモ、フルーツなど。

金・肺(肺、大腸)・辛味・秋

肺は呼吸をして気を全身に送り込みます。また水分の巡りを調節します。

金は空気が乾燥し始める秋に対応しています。乾燥がすすむと肺に負担がかかります。肺に負担がかかり過ぎると、大腸に不調が出て、サインとしては鼻、皮毛(表皮・うぶげ)の順番に不調が出るといわれています。

「肺」の不調のサインが出る順番

鼻→皮毛→大腸→肺

肺をいたわる味は、辛味です。ここでいう辛味は、唐辛子のようなホットでスパイシーなものではありません。白くて辛い薬味になる食材がいいでしょう。

㊞ねぎ、大根、生姜、玉ねぎなど。

水・腎（腎臓、膀胱、生殖器）・鹹味・冬

腎は、生殖や成長を司る精をたくわえ、生命活動を維持します。水分の貯蔵や排泄《はいせつ》も行います。腎に負担がかかりすぎると、膀胱に不調が出て、サインとしては耳、骨の順番に不調が出るといわれています。

「腎」の不調のサインが出る順番

耳→骨→膀胱→腎

水は冷たいので、冬に対応しています。冬の寒さは、腎に影響を与えます。

腎を助けるのは鹹味《かんみ》です。鹹味とは、塩辛い味のこと（精製塩のような塩味だけのものではありません）。しょうゆや味噌などの塩気のあるもののほか、黒いもの、海藻や乾物などミネラルを含んだものも鹹味の食材です。

㊎のり、昆布など海藻類、黒豆、あずき、味噌、しょうゆなど。

顔をみるだけで、内臓に負担をかけていた食材がわかる

改めて望診とは、顔に表れているシミ、シワ、たるみ、乾燥、ニキビ、ホクロ、イボ、クマ、毛穴の詰まりなどを、内臓からの不調のサインとして読み解いていくものです。本書では基本的に顔の望診のお話をしますが、顔以外の皮膚にも、さまざまなサインが表れるので、〝全身〟が不調を読み解くヒントになります。

中医学の望診では舌をみるのが主流ですが、私が勉強したのは「マクロビオティック望診法」といって、マクロビの食事法からさまざまな症例をみて分析した結果、体系立てられた望診です。この望診法のいちばんすぐれたところは、ここまでもお伝え

しているように、食べ過ぎ食材がわかること。

望診をしなくても、私たちは「最近、油っぽいものを食べ過ぎているから減らそう」とか、「甘いものをとり過ぎているかな？」などと自覚することがありますね。でも、望診をすると、自覚しているものと違い、予想外の食材のとり過ぎもわかることがあるから不思議です。

たとえば、美容と健康のために食べていた根菜類が実はとり過ぎだったり、肉や魚などのたんぱく質のとり過ぎだったり。よかれと思って食べていたものが、内臓に負担になっている可能性もあります。

要は、〝自分にとって〟食べ過ぎている食材が内臓に負担をかけていることがわかるのです。だからこそ、その食材を減らしたり、やめたりするだけで不調の改善につながり、健康的に美しくなれるのです。

皮膚に「不調のサイン」が表れる理由

では、なぜ肌にサインが表れるのでしょうか。

体の内側にしまわれている内臓は、私たちの目にはみえません。けれども、体にとって内臓はとても重要。内臓が病気になったら、悪くすれば死に至ります。

その**大事な大事な内臓を守るため、なるべく内臓から遠いところからサインを出してくるのです。**

臓器に近いところは基本的に衣服で覆われているのでみえにくい。だから目につきやすい、自分で意識しやすいところにサインを出すのでしょう。

皮膚や爪、髪、目、舌などにサインを表すことで、どこに不調を抱えているのかを、あの手この手で気づかせようとするのです。

なかでも皮膚は、体のなかでもっとも面積が広い器官といわれており、体を守る最前線を担っている場所。だからこそ最初にサインを表すのです。

この本では主に顔に出てくるサインの読み解き方をお伝えしますが、それは、顔が全身のサインが出る場所として、もっともわかりやすいためです。

「この類のシミ、肺のサインだったの？」

望診をすると、たとえばこんなふうに、一見つながっていないように思えるものがつながっていることがわかります。

「ちょっとちょっと、気づいてよ！」という内臓からの度重《たび》なるサインに気づかずにいると、本当に病気になってしまいます。

〝未病〟のうちにケアすることで、深刻な病気になるのを防ぐのです。

その段階で気づかないままでいると、だんだん弱っている部位に近いところにサインが出てきます。まるで「これでも気づかないの？」とでもいうように……。

早い段階から気づいてほしくてサインを発してくれる、体ってけなげですよね。だからこそ、皮膚にサインが出ている段階で気づいてほしいものです。

望診をすると、自分の体が愛《いと》おしくなります。早い段階で気づけば、大病になる前にセルフケアできます。セルフケアといっても、主にやることは食べる内容や食べ方を変えるだけ。そうすれば、病院を受診する必要もなくなるのです。

私は本当に、病院は大病や命にかかわる病気・怪我《けが》をしている人だけが行くところになってほしいと心から願っています。

食べ物の陰陽のバランスをとる

顔の望診で、自分にとって食べ過ぎ食材がわかるとお伝えしました。逆にいえば、食べたり飲んだりしたものが、きちんとエネルギーとして使われていれば、サインが出ることはなく、元気でいられます。

陰陽で見ていくと、顔の右側にサインが多く出ているのは、陽性の食材が多い証拠。**逆に顔の左側にサインが多く出ていれば、陰性の食材のとり過ぎになります。**

改めてここでいう「サイン」とは、顔に出たものなので、シワ、たるみ、乾燥、ニキビ、ホクロ、イボ、クマ、毛穴の詰まりなどをいいます。

望診は顔に出たわかりやすいサイン以外にも、いろいろとポイントがあります。

顔つきや体つきでも、その人が陰性体質か陽性体質かみることもできます。簡単にいえば、陰性体質は冷えやすく、あまり動かない傾向があり、陽性体質はポカポカ体質で活動的です。

陰のエネルギーは、上昇する、拡散するエネルギー。一方の陽性は、下降する、収縮する、引き締まるようなエネルギーであるとマクロビでは捉えています。

体型でいえば、ひょろっと背が高いのが陰性、中肉中背が陽性、というようにみていきます。

陰性の体つきの人なら、陽性の食材をとることでバランスをとっていき、陽性の体つきの人なら、陰性のものをとることでバランスをとっていきます。ただそれも過剰になると今度は過剰（食べ過ぎ）のサインとして出てきます。

とはいえ、単純に陰陽の2つのタイプにきれいに分かれるわけではありません。著名なマクロビオティック指導者の一人である大森英櫻先生はさらに「陽陽タイプ」「陽陰タイプ（陽性が強いが陰性も持っているタイプ）」「陰陽タイプ（陰性が強いが陽性も持っているタイプ）」「陰陰タイプ」の4つに分類しています。この4つのタイプが、

Step2でご紹介する星座の4つのエレメントにも対応していると私は考えています。

ここでは参考までに簡単にお伝えしておきますね。

●「陽陽タイプ」……火のエレメント（牡羊座・獅子座・射手座）
●「陽陰タイプ」……風のエレメント（双子座・天秤座・水瓶座）
●「陰陽タイプ」……土のエレメント（牡牛座・乙女座・山羊座）
●「陰陰タイプ」……水のエレメント（蟹座・蠍座・魚座）

たとえば、陰性の体質が強く出ている人や、陰性食材のとり過ぎサインが多く出ている人（顔の左側に多くサインが出ている人）は、陽性の食材を意識してとることで、バランスをとります。

そのためには、陰陽それぞれの食材を知っておくと便利です。

ただし、食材は陰陽の2つにはっきり分かれるわけではありません。「○○と比べると△△のほうが陰性が強い」などと比較して判断するものです。

食べ物の陰陽表

※食品の並びは目安です。同じ食品でも産地、季節、農法、品種等によって陰陽は変わります。「避けたほうがいい陽（陰）性の食べ物」は、陽（陰）性が強く過剰になりやすいために過食を避けたほうがいいものです。

	→	陽性 →		極陽性
	黄	橙	赤	赤外線
ぷんの甘み）		塩辛い	苦い	渋い
	 かぼちゃ ひえ あわ 玄米餅  玉ねぎ もずく くず（本くず）  れんこん 人乳（乳児用） うなぎ いか たこ ヤンノー 三年番茶	 ニンジン ふき  ごぼう かに ひらめ たんぽぽコーヒー たくあん チーズ 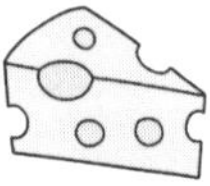	たんぽぽ根 じねんじょ たい さけ いわし 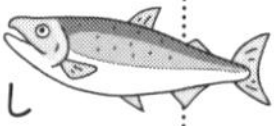  梅干  みそ（天然） しょうゆ（天然醸造） 自然塩 梅醤番茶	

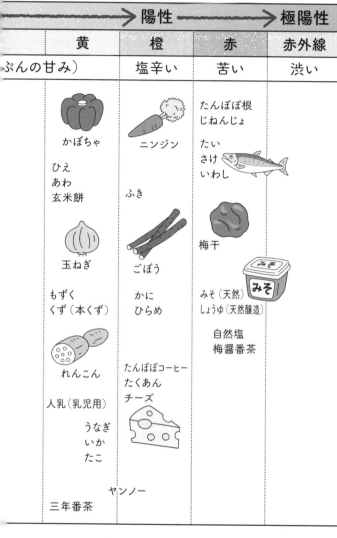

避けたほうがいい陽性の食べ物

豚肉	羊肉	ソーセージ	まぐろ
鶏肉	卵	精製塩	さば
牛肉	ハム・ベーコン	くじら	ぶり

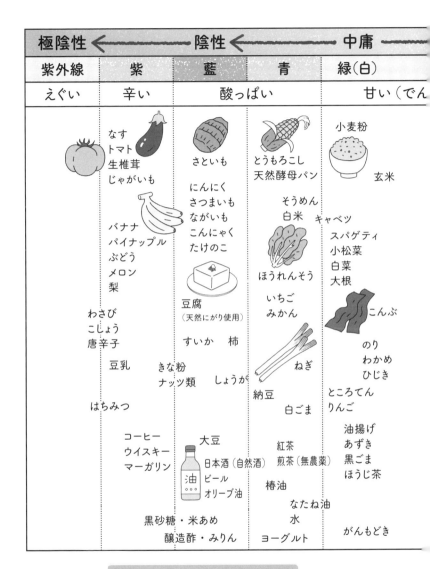

避けたほうがいい陰性の食べ物

清涼飲料水（砂糖入り飲料）	日本酒（合成酒）	菓子類
イーストパン（砂糖入り）	白砂糖	アイスクリーム
菓子パン	化学調味料	牛乳

陰陽の食材はどちらがいい、悪いというものではなく、バランスをとることがもっとも大切です。

代表的な陰性食材、陽性食材をそれぞれ挙げておきましょう。

陰性の食材

体を冷やす／地上で育つもの／暑い国や暑い季節にとれるもの／水分が多い

㊒薬物野菜、果物、じゃがいも、さつまいも、なす、トマト、植物性油脂や魚油、砂糖、お酒、食品添加物、薬

陽性の食材

体を温める／土の中で育つもの／寒い国や寒い季節にとれるもの／水分が少ない

㊒ニンジン、ごぼう、根菜類、肉、魚、卵、チーズ、味噌、塩、動物性の油（ラード、バターなど）

あなたの顔の望診をしてみましょう

では、実際に顔のサインをチェックして、望診を行いましょう。

先にも触れましたが、「五臓」の不調は顔に表れます。なぜかというと、顔は五臓とつながっているためです。

たとえば、目は「肝」とつながっています。また髪の毛や頭皮は「腎」の不調が表れやすくなっています。そして、肌は「五臓」のすべての不調が表れやすいのです。言い換えれば、肌のトラブルは五臓のどこかに不調があるということです。

望診といっても、難しく考える必要はありません。

やることは簡単です。65ページの顔の望診シートを使い、鏡で自分の顔をチェックするだけ。

変化を知るためにも朝の洗顔時やメイク前など、毎日なるべく同じ時間に、同じ場所でチェックすることをおすすめします。

「毎日チェックするのは面倒」「チェックするのを忘れてしまう」という人は、スマホで自分の顔を自撮りしておきましょう。気がついたときに同じ環境下で再度自撮りすれば、変化をチェックすることができます。

そして、サインの場所からみる引き算すべき食材をご紹介しますので、まずは過剰と思われる食材を控えることから始めてみてください。

顔の望診のやり方

1 次ページの『顔の望診シート』で自分の顔のどこにサインが出ているかみる（ニキビやシミ、ホクロ、イボなどの位置を確認）
2 サインの位置から、どこの臓器に負担がかかっているのかを判断する
3 サインの位置に対応する引き算食材を控える
※五臓全部にサインが出ている方は、まずは日本人が弱い「脾胃」をいたわることと、最近出てきて気になるサインに該当する臓器1～2カ所に絞って、食材を引き算するようにしてください。

顔の望診シート

自分の顔を鏡に映したままの状態でみてください

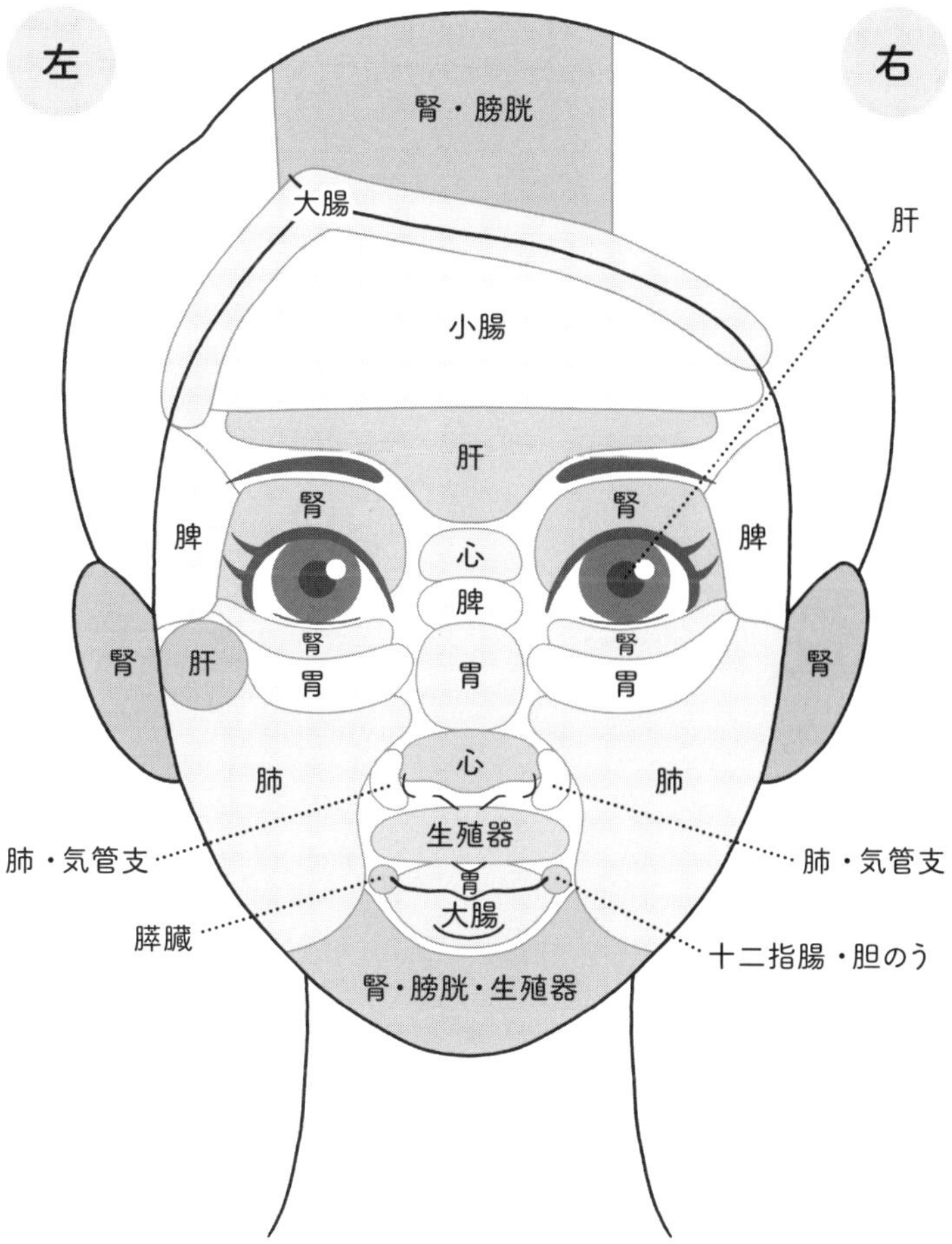

注 望診シートを使う場合は、左右の違いに注意してください。
シートの顔の左右の位置は、「鏡に映った自分の顔と同じ」です。
例：「肝」は、向かって左の頬骨の辺りにありますが、
そのまま顔の左側の頬骨の位置としてみます。

✸頭部→腎・膀胱からのサイン

オデコの生え際の中心部分から頭頂部にかけて白髪がある、あるいはこの部分だけ薄毛になっている、抜け毛が多い、髪にツヤやコシがない場合は、腎・膀胱に負担がかかっているサインです。

体が冷えている人に多く、頻尿や膀胱炎、加齢に伴う尿もれなどの症状が出ることがあります。

私はよく講義などで「サザエさんの波平さんは腎・膀胱が弱い」とお伝えしています。落ち武者のような波平さんのハゲは、本当に日本人らしいハゲなんです（笑）。日本は湿気が多いので、腎・膀胱に負担がかかりやすいと考えられるためです。

体を冷やす冷たいもののとり過ぎや、コーヒーなどの利尿作用が高いものの飲み過ぎにも注意しましょう。

一方、ひと昔前の不良がソリを入れたようなM字型のハゲタイプは、現代人ならでは。あとでお話ししますが、生え際は大腸に関連しているため、肉食が多くて大腸が疲れている人に多いのです。

引き算食材

- 肉や魚などのたんぱく質
- スイーツや白砂糖などの甘過ぎるもの
- 利尿作用の強いコーヒーや緑茶
- 水分や冷たいもののとり過ぎ

髪の生え際↓大腸からのサイン

おでこ全体↓小腸からのサイン

生え際は大腸、おでこ全体は小腸にかかわっています。

生え際に産毛が生えている、吹き出物やイボ、ホクロがある場合は、大腸に負担がかかっているサイン。肉の食べ過ぎ、冷たいものをとり過ぎて大腸が冷えている人が多いでしょう。また、ストレスがあると血流が悪くなり、大腸の冷えにつながることもあります。とくに大腸は、ストレスの影響を受けやすい臓器です。

おでこにニキビや吹き出物がある、シミやホクロがある、年齢的には若いのにおでこのシワが濃い、乾燥して粉が吹いているような場合は、小腸に負担がかかっています。

小腸は食べ物を消化吸収する場所。おでこにサインが出ている人は、消化吸収力が低下している可能性があります。小麦製品や乳製品、辛いもの、アルコールやカフェインなどの刺激物をとり過ぎていませんか？

これらのものをとり過ぎると、腸の粘膜から未消化物や老廃物など体にとって有害な物質が体内に入り込む、いわゆるリーキーガット（腸もれ）症候群になりやすく、さまざまな不調を起こすことになります。

なお、小腸は脳ともかかわりが深い臓器で、もともと判断力の腑（臓器）といわれています。

小腸は体に入れていいもの、悪いものを判断し、いいものだけを吸収します。ところがリーキーガットになると、ゆるんだ腸壁から不要なものまで入り込みやすくなり、小腸の判断力が鈍ってしまいます。結果として有害物質をとり入れてしまい、様々な不調の原因となってしまうのです。

引き算食材

〈小腸〉

- 小麦粉　●乳製品
- コーヒーや緑茶などのカフェイン
- 唐辛子などの辛過ぎるもの

〈大腸〉

- 唐辛子などの辛過ぎるもの
- アルコール
- 肉や魚などのたんぱく質
- 冷たいもの

眉間↓肝からのサイン

眉間だけでなく、いわゆるTゾーンといわれる部分は、肝がかかわっています。眉間に縦ジワがある、ニキビ、ホクロなどがある人は、肝に負担がかかっているサインです。

肝は怒りの感情とかかわっています。怒ると眉間にシワが寄りますよね。肝は精神的なストレスの影響を受けやすいため、「最近イライラしがち」という人は、ストレスで肝に負担がかかっている可能性もあります。また、食べ物では油もののとり過ぎに注意しましょう。

寝不足は肝に負担をかけるといわれています。東洋医学では、寝ている間に肝が体中の血液を集めて浄化して、朝起きたときにきれいな血液で活動できるとされています。ですから、睡眠時間が短くなれば、血液の解毒《げどく》の時間が取れなくなり、汚れた血液で日中活動することになるため、疲れやすくなるというわけです。

肝をいたわるのにおすすめの食材がしじみです。よく二日酔いの翌朝にしじみの味噌汁を飲むと、体に染みわたるようにおいしく感じますよね。昔から「二日酔いにはしじみ汁がいい」などといわれていたわけではないのに、やはり東洋医学の見立てはすごいなと思います。

肝に負担をかける食材は、油、アルコール、辛いもの、食品添加物などがあるので、肝のサインがある人は控えましょう。

引き算食材

- 辛いもの
- 油全般
- アルコール
- 食品添加物（サプリメントや薬にも含まれる）

目の脇、こめかみ↓脾からのサイン

東洋医学では、「脾＝脾臓と膵臓」と捉えられています。脾臓と膵臓は隣り合っているため、もしかすると昔の人は脾臓と膵臓が一体に見えて「脾」としたのかもしれません。

膵臓は、三大栄養素を消化する膵液を分泌します。ですから目の脇のこめかみの部分に青筋が目立つ、血管が浮いている、シミ、ホクロがあるなど、脾に負担がかかっているサインが出ている人は、消化がうまくいっていない可能性があります。よく噛まずに食べている人はいませんか？

年をとるとこの辺りにシミが目立つ人がいます。これは年齢を重ねるにつれて、消化力が落ちているサインといえます。

脾臓はあまり知られていない臓器ですが、赤血球を新陳代謝させたり、新しい血液をためたりしている臓器。ですから貧血気味の人は脾が弱りやすいといわれています。また白血球が多く存在しているところでもあるため、免疫力とも深くかかわっています。

脾が弱っている人は、食べ過ぎ、飲み過ぎ、油もののとり過ぎ、甘いものの食べ過ぎが考えられます。

油ものを消化する消化酵素は、膵臓から出る膵液のみです。ですから油ものばかりとると、膵臓が疲れてしまいます。また、甘いものをとり過ぎたときは、血糖を下げるために膵臓からインスリンが大量に分泌されます。その分、膵臓はたくさん働くことなります。つまり、油ものも甘いものも、とり過ぎると、膵臓に負担をかけるのです。

糖は、体の大事なエネルギー源。良質の糖は必要不可欠ではありますが、とった分だけエネルギーとして使われなければ余るため、たとえ質がよくてもとり過ぎのサインにつながります。

また、甘いものの中でも、人工甘味料や異性化糖（ぶどう糖果糖液糖）の化学的につくられる甘味は要注意です。今は、低コスト化のため、白砂糖の代わりにこれらの化学的な甘味料が使われていますが、これらはエネルギー源として使われにくく、とった分だけ余ってしまいます。

スーパーやコンビニで売られているお菓子は、こうした化学的な甘味料ばかり。食べてもエネルギー源にならないと、体はさらに甘いものを欲して、負のループにハマっていきます。せめてお子さんが食べるおやつは、天然の甘味の物を選んでもらいたいですね。

引き算食材

- お酢など酸っぱいもの
- 油全般
- 甘いお菓子やジュース
- 人工甘味料、異性化糖

目→肝からのサイン

目がかゆい、充血している、光をまぶしく感じる、ドライアイ、白目が黄色くなっている、視力が悪いなどの症状は、肝に負担がかかっているサインです。

現代人はスマホやパソコンなどで目を酷使している人がほとんど。また、睡眠不足で目をしっかり休ませていない人も多いです。だからといって、目だけにアプローチすればいいわけではありません。

目は毛細血管がたくさん集まっている場所です。一説によると、目の中を流れる血液の量は、脳の23倍もあるといわれるほど。そして、それだけの血液量が必要とされる目の毛細血管は髪の毛よりも細いのです。

肝は油の代謝を行い、血液の浄化も担う臓器ですが、肝機能が低下すればドロドロ血が細い毛細血管を流れることになります。ドロドロ血の状態では血流が悪く、目に必要な酸素や栄養素の供給が遅くなっていくのは想像に難くありません。

お酒を飲み過ぎて二日酔いになると、太陽光がいつもよりまぶしく感じたり、目がショボショボしたりすることからも、肝と目の関係が深いことがわかります。

ストレスが高い人や睡眠不足の人は、とくに注意が必要です。肝への負担については、68ページ（眉間のところ）も参照してください。

引き算食材

- 辛いもの
- 油全般
- アルコール
- 乳製品
- 動物性食品などの陽性食材

目の下のふくらみ、まぶた ↓ 腎からのサイン

目の下がぷっくりふくらんでいる、たるみがある、クマがある、まぶたがふくらんでいる、たるんでいるのは、腎に負担がかかっているサインです。眼瞼《がんけん》下垂などもまさにそうですね。

「目のたるみって、老化じゃないの?」と思われるかもしれませんが、そもそも腎はエイジングを司る臓器です。加齢に伴って出てくる症状には、腎が影響していることが多いのです。腎が弱ればエイジングが進みます。言い換えれば、若いというだけである程度、腎は強いもの。年をとるにつれて、腎は弱っていくものなのです。

親からもらった生命力は腎に蓄えられているといわれています。それが40歳くらいまでに少しずつ枯れていき、それ以降は食べるものや飲むものなど自分で選んで取り入れるものだけでエネルギーを補っていくことになります。40歳以降はとくに、口にするものに気をつかうことが必要なのです。

まずは冷たいもののとり過ぎ、水分のとり過ぎ、甘いもののとり過ぎに注意しましょう。

よく誤解されがちですが、減塩もNGです。腎に負担がかかるというと減塩してしまう人がいますが、前に紹介したように、腎に対応する味は「鹹味（塩辛い味）」です。

私は東北生まれなので、人から「血圧が高くなるから減塩しなさい」とよく言われてきました。でも、寒い地方に住んでいる人が塩分をとるのは、血圧をある程度上げることで、血流を回しているという理由があります。ここで減塩をしてしまったら、血流が悪くなり、体は冷えて、もっと体調を崩してしまうかもしれないのです。

だからといってしょっぱいものをたくさんとりなさい、ということではありません。腎には〝適度な〟塩分が大事なのです。鹹味とは、ミネラルを含むものを指します。塩といっても精製塩ではなく、自然海塩を選ぶようにしましょう。

また、たんぱく質のとり過ぎも、腎の負担になります。たんぱく質のとり過ぎにはいろいろなケースがありますが、たとえば女性に多いのが、大豆たんぱくのとり過ぎ。美容や健康に関心が高い人ほど、豆腐や豆乳などの大豆製品を意識してとるようにしている人は多いのです。私は豆腐や豆乳などの大豆たんぱくは、とり過ぎないようにお伝えしています。大豆を発酵させた味噌や納豆はある種の無毒化がされているのでいいのですが、発酵していない豆を食べるのは、多かれ少なかれ、体には負担になります。

さらに、大豆のたんぱく質は吸収率が低いので、たくさんとらなければなりません。そうしてたくさん食べた結果、吸収されずに余ったたんぱく質は、アンモニアなどの有害物質に分解されることになります。

いま、日本人は「たんぱく質不足」といわれているせいか、肉や魚も含め、たんぱく質を一生懸命食べている人が多いです。たんぱく質をとることは大事なのですが、とるなら量を増やすよりも、吸収をよくして腎に負担をかけないようにすることのほうが大切です。

そのためにできるのが、たんぱく質を余らせないように、消化力を上げること。遠回りのようですが、胃の消化機能を働かせることが重要です。

たとえば、リラックスして食べることも一つ。緊張していると胃液が出にくいためです。また胃の消化を助けるためによく噛むこともいいでしょう。

引き算食材

- 甘い飲食物 ●果物 ●アルコール
- 薬物などの極端な陰性食品
- 肉や魚・大豆などたんぱく質
- 乳製品

✷頬骨のあたり↓胃からのサイン

鼻筋から左右に伸びていく頬骨にあたる部分は、胃に相応します。そばかすやシミができやすい部位ですが、まさにここにそばかす、シミ、ホクロなどがある場合は、胃に負担がかかっているサインです。症状としては胃もたれ、胃炎、食欲不振などがみられます。

体を冷やす陰性の食材（61ページ）のとり過ぎと大きく関係しています。

甘いものやアルコール、パン、果物などとり過ぎていませんか？　陰性の食材も食べると、胃がゆるみます。食べ物を消化するとき、胃は食べたものを揉みしだくような動きをしますが、胃がゆるむとこの運動が弱くなってしまうので、胃の機能を落としてしまいます。

また、お酢やレモン、梅干しなどの酸味食材のとり過ぎも胃の負担になります。ただし、柑橘類など酸味と甘味が一緒になっているような食材はそれほど負担にはなりません。梅干しもご飯と一緒に食べるならOKです。

引き算食材

- お酢など酸っぱいもの
- 油全般　●甘いお菓子やジュース
- 人工甘味料　●異性化糖
- 食事中に飲む水・お茶
（味噌汁やスープは除く）

＊頬↓肺からのサイン

色白で青白く顔色が悪い、りんごのように頬だけが赤い、ニキビ、吹き出物、シミ、ホクロ、イボなどがある場合、それから白く色抜けしている場合などは、肺に負担がかかっているサインです。

アンパンマンは、赤いまんまるのほっぺに、白く光が入っていますね。白抜けはまさにあんなイメージ。私はよく「アンパンマンは頬が白抜けしているから、肺に負担がかかっているのよ」と説明しています（笑）。肺は、「悲しい」感情に対応しているので、正義のために戦うアンパンマンも本当は、食べられて悲しいのかもしれません。

肺に負担がかかった症状としては息切れ、肌の乾燥、咳、たん、ぜんそくなどがあります。

東洋医学では、肺の呼吸の働きによって体内の水分が巡ると考えます。現代人は交感神経優位で呼吸が浅い人が多いです。いくらお肌に保湿クリームを塗っても、内側の水分がお肌まで届かなければ保湿クリームの無駄使いになります。

ちなみに肺に負担がかかっている人は頑固な傾向があります。だから肺が弱い人は、「はい」と言えない人と言われるのです（笑）。ダジャレはこのくらいにして、肺は乾燥が嫌いなので、食べ物では粉物のパンやクッキー、おせんべいなどを食べ過ぎている傾向があります。粉物とは小麦粉だけではなく、米粉でも同じです。

よく「美容のために甘いものを食べないようにしています」という人がいますが、話を聞くとおせんべいはよく食べていたりします。でもおせんべいなどの水分が飛んでしまった乾燥した食材は、乾燥をさらに進め、肺への負担にもなります。

苦いもののとり過ぎも肺に影響します。苦味のものは水分を排出する作用があるのです。コーヒーやビールなどは利尿作用があるため、飲むとトイレが近くなりますね。そんなイメージです。

ということは、パンとコーヒーという組み合わせは、乾燥させて肺への負担になるということです！

また、お刺身やお寿司などの生魚なども、食べ過ぎると肺に影響します。

引き算食材

- ピーマンやゴーヤ・コーヒー・ビールなどの苦い飲食物
- 小麦粉
- 米粉
- 大豆粉の焼いたお菓子（クッキーやお煎餅など）
- 刺身やお寿司などのナマモノ
- サラダ油など植物油や魚油（DHA・EPAサプリ含む）

✳頬骨の左脇のところ
↓肝からのサイン

向かって左脇の頬骨の出ているところは肝にあたります。

このあたりにシミ、ホクロ、イボ、肝斑《かんぱん》があると肝に負担がかかっているサインです。ちなみに肝斑は、左右の頬に対称的に出ますが、肝の負担という意味では左側だけになります。

「シミをシミとりレーザーでとったら、どうなりますか」と聞かれることがあります。シミやイボをとれば、たしかにきれいになりますし、望診のサインを消してしまうことになります。でも不思議なことに、また同じところに出てきます。しっかりと内側をセルフケアしない限り、皮膚は何度でもサインを出してきます。逆にいえば、ちゃんと内側からケアをしていれば、シミも出なくなるのです。

ここにサインが出てくる人は、揚げもの、炒めものなど油をとり過ぎていることが多いです。意外なところでは、ポテトチップス、チョコレート、ケーキ、クッキーなどのお菓子による油のとり過ぎもあります。お菓子には、植物性油脂やショートニングなど隠れた油がたくさん含まれているからです。

また、アルコールのような陰性食品のとり過ぎも、左側にサインとして表れやすいので、ここのサインはアルコールによって肝への負担があるという意味もあります。

ほかの部位にもいえますが、シミが気に

なる人はレーザー治療をくり返すよりも、油もの、甘いもののとり過ぎを見直すほうが根本的な解決になるでしょう。

引き算食材

- 辛いもの
- 植物油脂
- 魚油（DHAやEPA）
- アルコール
- 食品添加物（サプリやお薬に含まれるものも）
- 異性化糖

鼻

鼻の付け根／鼻の頭→心からのサイン

眉間の下、鼻の付け根のいちばん低いところと鼻先は、心《しん》に相応します。

鼻の付け根の場合は、横ジワがある、吹き出物、ホクロがあるなどのサインが出ます。

鼻の頭は、赤くなっている、硬くなっている、吹き出物がある、ホクロがある、毛穴が開いているなどのサインが出ます。

ロシアなど、寒い国の人の顔を見ると、鼻の頭が赤いことがありますね。寒い国の人は強いアルコールで体を温めることがあるため、これが心に負担をかけているサインとして出ているとされています。

クリスマスに活躍する赤鼻のトナカイさんは、冬の寒い夜に重たい荷物とサンタクロースを乗せて一晩で世界中を走り回っているから、心が悪いんです（笑）。

鼻先の中心部にできる吹き出物を「めんちょう」といいますが、めんちょうができるときは、油もののとり過ぎのことが多いです。

心臓は糖の他に脂質をエネルギーにしているとされています。特に、植物油脂や魚油などの酸化しやすい油をとり過ぎると、いわゆる「ドロドロ血」になり血流が悪くなるため、血圧が上がり、心臓に負担をかけることになります。

冷えでも血流は悪化するため、心に影響を与えます。

だからといって、暑過ぎるのもダメなのです。そもそも心はずっと活発に動き続けているので、熱を持っている臓器です。暑過ぎると今度は冷ます力が足りなくなって、心がオーバーヒートしてしまうことになります。

また、暑くなると汗をかきます。汗をかくと血液中の水分も少なくなり、これもドロドロ血の原因の一つになります。同じ理由で辛いものも食べ過ぎると汗をかき、ドロドロ血を引き起こす一因に。体を温めるといわれる食べ物も、そればかり食べ過ぎると心がドキドキして負担をかけることになります。

寒いのも暑いのも嫌なんて、心はわがままな臓器ですね（笑）。それだけ重要な臓器なのはいうまでもありません。なるべく心が快適に働き続けるようにしてあげたいものです。

引き算食材

- しょっぱすぎるもの
- ジュース　●アルコール
- 甘いもの　●香辛料
- コーヒーのようにカフェインを多く含むものなど陰性の飲食物のとり過ぎ

鼻の傾斜が始まるところ→脾からのサイン

狭い範囲ですが、鼻の傾斜が始まるところも脾（脾臓＋膵臓）にあたります。

このあたりにホクロ、イボがある人は脾臓や膵臓に負担がかかっています。

朝起きたときに、この部分が青っぽい、あるいはグレーっぽく見える人はいませんか。よく「メガネの跡」と間違われることがありますが、これも脾が弱っているサインです。

ここにサインが出る原因は、油もの、甘いもののとり過ぎです（70ページ「目の脇、こめかみ」参照）。脾臓・膵臓に負担がかかっていると考えられるため、油ものや甘いものを控えましょう。

引き算食材

- お酢など酸っぱいもの
- 揚げ物や炒め物などの油もの
- 甘いお菓子やジュース
- 人工甘味料
- 異性化糖など

鼻筋→胃からのサイン

鼻筋のところに、そばかす、ホクロ、シミ、吹き出物がある場合は、胃に負担がかかっているサインです。症状としては胃もたれ、胃炎、食欲不振などがみられます。

体を冷やす陰性食材や、酸味の強いもののとり過ぎに注意しましょう。

もう一つ気をつけてほしいのが、植物油や魚油などの酸化しやすい油です。これらは油の中の陰性チームになります。陰性食材は、太陽の「陽」のエネルギーに引きつけられて、顔の高い位置にサインが表れやすいといわれています。

食べ過ぎ食材については、76ページを参照してください(「頬骨のあたり」のところ)。

引き算食材

- お酢など酸っぱいもの
- サラダ油など植物油や魚油(DHA・EPAサプリ含む)
- 甘いお菓子やジュース
- 食事中に飲む水・お茶(味噌汁やスープは除く)

小鼻→肺 気管支からのサイン

いわゆる両脇にある小鼻の部分です。鼻の脇のところが赤い、ホクロやイボがあるなどのサインが出ている場合は、気管支、呼吸器に負担がかかっています。

ここは器官としては基本的に、「肺」と同じと考えて構いませんので、食べ過ぎ食材などは77ページ（「類」のところ）を参考にしてください。

症状としては、咳やぜんそくなどがあります。また、言いたいことが言えない人もここにサインが出ますが、逆に嫌な言葉を使っている人も、気管支に負担をかけると言われています。

引き算食材

- ピーマンやゴーヤ・コーヒー・ビールなどの苦い飲食物
- 小麦粉　●米粉
- 大豆粉の焼いたお菓子（クッキーやお煎餅など）
- 刺身やお寿司などのナマモノ
- サラダ油など植物油や魚油（DHA・EPAサプリ含む）

耳↓腎からのサイン

耳鳴り、耳が遠くなる、メニエールなどめまいの症状がある場合も、腎に負担がかかっているサインです。

まず気をつけていただきたいのは、冷えです。冷えは腎にダイレクトに影響します。

腎に負担をかけるとり過ぎ食材については73ページ（「目の下のふくらみ、まぶた」のところ）で詳しく触れていますが、冷たいもの、水分、甘いもののとり過ぎ、たんぱく質のとり過ぎは要注意。減塩もし過ぎないようにしてください。

また、人の意見にばかり耳を貸して、自分の意見が出せないでいると、耳の不調を覚えるといわれます。忙しい芸能人が突発性難聴になるなど、他者の求めに応じ過ぎるあまり、自分を後回しにしていると、耳に不調が表れやすいのです。

なぜなら、腎はストレス対応をする働きを持っているから。ストレス過多な状態は、腎機能をダイレクトに傷めます。

なお、耳にはたくさんのツボがあります。耳もみなどをするのもいいでしょう。

引き算食材

- 甘いお菓子やジュース
- 肉や魚・大豆などのたんぱく質
- 乳製品 ●食品添加物
- コーヒーや緑茶など利尿作用の強いもの
- 過剰な水分摂取
- 薬物などの極端な陰性食品

ほうれい線より下 → 腎 膀胱 生殖器 からのサイン

東洋医学では腎・膀胱に生殖器も含めて捉えています。

ほうれい線より下の、あごも含む口まわり全体は、腎・膀胱、そして生殖器が弱っているサインです。

腎は生命力の源であり、エネルギーそのもの。エイジングを司っているため、年齢とともに弱っていくところでもあります。腎が弱ると、記憶力が落ちる、白髪が増えるなどの老化が進みます。また膀胱に負担がかかれば当然、尿もれや頻尿などの症状が出ることもあります。

腎にとって冷えは大敵です。腎が弱っているときに避けるべき食材や食習慣は、体を冷やすもの、水分のとり過ぎ、甘いもの、過度の減塩、乳製品、大豆たんぱく（豆腐、豆乳など）のとり過ぎなどです。

引き算食材

- 甘いお菓子やジュース
- 肉や魚・大豆などのたんぱく質
- 豆乳や乳製品など
  女性ホルモン様作用のあるもの
- 食品添加物
- コーヒーや緑茶など
  利尿作用の強いもの
- 過剰な水分摂取
- 薬物などの極端な陰性食品

鼻の下↓生殖器からのサイン

ほうれい線より下の部分でも、とくに鼻の下には、女性なら子宮、男性なら前立腺が弱っているサインが出ます。たとえば、ホクロやイボ、シワがある、女性でも細かいヒゲが生えて黒っぽい、青黒く見えるといったサインが表れます。

女性の場合は子宮筋腫、子宮内膜症、卵巣嚢腫などの子宮や卵巣の病気全般、重い生理痛、生理不順などがみられ、男性の場合は前立腺肥大などの病気につながることも……。

体を冷やす食事、乳製品、大豆製品（女性ホルモンのエストロゲンにかかわるため）のとり過ぎに注意しましょう。

「鼻の下」は、腎・膀胱の影響も含まれて

いる部分なので、腎が弱ると生殖器にも影響が出やすくなります。

引き算食材

- 体を冷やす食事
- 乳製品
- 大豆製品

あご→腎 膀胱 生殖器からのサイン

腎・膀胱、そして生殖器が弱っているサインです。生理前にあごにニキビができる、ホクロやイボ、女性なのに太い髭が生えているといったサインが出ていたら、生殖器に負担がかかっていることが考えられます。

素足で過ごしたり、ミニスカートや短パンで過ごすのも、下半身の冷えにつながり、

腎、膀胱、生殖器の機能を弱めます。

引き算食材

- 甘いお菓子やジュース
- 大豆製品・豆乳や乳製品など女性ホルモン様作用のあるもの
- 薬物などの極端な陰性食品

唇　上↓胃　下↓大腸　からのサイン

唇は上唇と下唇で負担がかかる臓器が違います。

上唇は胃、下唇は大腸にあたります。

どちらも、唇が薄い、または厚い、ホクロやシミがある、乾燥している、唇が荒れている、輪郭がぼやけている、縦ジワがあるなどのサインがあれば、それぞれの臓器に負担がかかっていると考えます。

口唇ヘルペスなど上下の唇に症状が出る場合や、唇全体が乾燥して一年中リップクリームが手放せないような人は、胃と大腸のどちらにも負担がかかっていることになります。

『サザエさん』に出てくるアナゴさんは、上下の唇が厚い、いわゆるたらこ唇なので、胃と大腸が悪いのでしょう（笑）。会社帰りによく飲みに行っているようなので、それが原因かもしれませんね。

唇の形がはっきりせず、ゆるんでいるような感じの人は、体を冷やす陰性の食材を多く食べている傾向があります。

お子さんが口を閉じていられないポカーンとゆるんだ状態になっているのも、陰性食材や薬のとり過ぎが原因と考えられます。

胃に負担がかかっていれば胃もたれや食欲不振、大腸はストレスとも直結していますので、ストレスが多い人は唇にもサインが出やすいかもしれません。

唇にサインが出るときは、ゆるんでいるサインならば生野菜やアルコールなど体を冷やす陰性食材のとり過ぎ、きゅっと引き締まっているサイン(きゅっと引き締まった唇は、引き締まっているとか唇の幅が細いことが陽性の状態を表しているので、過度な場合は胃・大腸が過緊張な状態と捉えます)の場合は動物性食品などの陽性食材のとり過ぎ、乾燥してカサカサのサインなら潤いが不足していたり油のとり過ぎが原因になりますので、控えましょう。

引き算食材

〈胃〉
- お酢など酸っぱいもの
- 油全般
- 甘いお菓子やジュース
- 食事中に飲む水・お茶(味噌汁やスープは除く)

〈大腸〉
- 唐辛子などの辛過ぎるもの
- アルコール
- 肉や魚などのたんぱく質
- 冷たいもの

✳口角
右↓十二指腸 胆のう
左↓膵臓 からのサイン

口角はピンポイントですが、左右で負担がかかる臓器が違います。

どちらも口角が切れている、荒れているなどのサインがあります。

右の口角は十二指腸と胆のうにあたります。油もののとり過ぎや食品添加物が影響しています。十二指腸炎や十二指腸潰瘍、胆石などに注意しましょう。

左の口角は膵臓にあたります。油ものや甘いもののとり過ぎが影響しています。

左右の口角どちらも油ものが影響していますが、違いは陰性のとり過ぎか、陽性のとり過ぎかにもよります。左側なら陰性食材のとり過ぎ、右側なら陽性食材のとり過ぎです。

たとえば植物性油脂や魚の油は陰性なので、とり過ぎると左の口角（膵臓）に、ラードやバター、チーズなど動物性の脂は陽性なので、とり過ぎると右の口角（十二指腸・胆のう）にサインが出ます。

引き算食材

- 油物全般
（揚げ物や炒め物、ドレッシングなど）
- 食品添加物

食事は「足し算」より先に「引き算」を

いかがでしたか。顔のパーツごとに、五臓のどこが弱っているかがわかり、食べ過ぎ食材がわかります。顔に表れたトラブルをほうっておくと、深刻な病気になってしまう可能性があります。

でも毎日顔をチェックすることで、今日の体の調子もわかります。

顔を見ると乾燥していたり、吹き出物ができていたり、シミが目立ったり……。肌トラブルを解消するために、スキンケアを一生懸命行うこともいいでしょう。でも、大切なのは、体の中を整えること。それをすることなしに、いくら外側から働きかけても、体は忠実に不調のサインを出してきます。

望診は、引き算をするのが先です。顔に不調のサインが出ていたら、自分の食生活と照らし合わせて、対応する臓器を弱らせている食べ過ぎ食材を減らしていきます。

引き算をするだけでも十分に効果があります。その後、五臓に対応した五味を参考に（47ページ参照）、弱った臓器をいたわる食材をとるといいでしょう。

ただし、弱った臓器をいたわろうと同じ食材ばかり食べ続けてしまうのは、本末転倒。何ごともバランスが大切です。

心身のバランスが陰性（または陽性）に傾いているときに、反対の陰陽エネルギーの食材をとることでバランスを中庸に保つことができます。

日本人は真面目な気質を持っているので、「これは体にいい」と言われると同じものをずーっと真面目にとり続けてしまう傾向があります。しかし、同じものをとり続けていくと、心身のバランスは中庸を超えて、元の状態から逆転してしまいます。

このようなときに望診を身につけておくと、**どれくらい食べたら〝自分にとっては過剰なのか〟が判断できるので、体の声を無視して同じものを食べ続けるのを防ぐことができます。**

基本的には、旬の食材を食べること。旬というのは、その季節限定の食材ということです。長くても3カ月すれば次の季節に変わるので、同じものを食べ続けることは意味がないことに気づけるでしょう。

Column

望診もっとくわしく

この本では初めての方にももっともわかりやすい「顔の望診」について紹介していますが、望診はもっと深いもので、その人の雰囲気、態度も望診になっています。

たとえば、猫背で上目遣い、どこかおどおどしている人であったり、ふんぞり返って上から目線で威圧的であったり。これだけでも、その人に「元気」という「気」が足りているのか不足しているのかがわかりますよね。

その人の雰囲気や態度から、その人の状態をみることは、望診ではなくても、私たちが普段、無意識に行っていることでもあります。望診は、東洋医学の難しいものではなくて、とても身近なものなのです。

五行と感情（抱きやすい感情）

東洋医学では、心と体は切り離せないものとして捉えられています。

西洋医学では、心の病といえば精神科を受診するなど切り離されて考えられていますが、東洋医学では、〝心身一如《しんしんいちにょ》〟といって、臓器と感情は切っても切れない関係であると考えられているのです。臓器には、感情が宿っているのです。

五行ではそれを「五志」と呼んで、以下のように分類しています。

肝・胆嚢：怒（イライラ、カッカ、怒り）
心・小腸：喜（ワクワク・興奮・焦り）
脾・胃　：思（クヨクヨ・堂々めぐり・思い悩む）
肺・大腸：悲・憂（メソメソ・ため息・悲しみ）
腎・膀胱：恐・驚（不安・恐れ・ビックリ！）

たとえば、怒りっぽい人、イライラしている人は肝臓が弱っていると考えます。また、喜ぶことは一見、いいことのように見えますが、東洋医学では適度なバランスを大事にしているので、「喜びすぎる＝興奮する」と心臓に負担がかかります。

思い悩みすぎると、消化器に負担がかかり、胃が痛くなったりします。悲しみが過ぎれば呼吸が乱れ、肺に負担がかかります。不安や恐れ、ちょっとしたことで驚く人は腎臓が弱っています。

人間にはいろいろな感情があり、それを感じることは悪いことではありません。でも、それが過度になったり、長引いたりすると、対応する臓器に負担をかけることになります。

とくに悲しい、恐れ、怒りなどのネガティブな感情は、あまり表に出してはいけないものだと思いがち。こうして閉じ込められた感情は行き場を失い、対応する臓器に不調のサインとして表れてきます。それが顔にも表れてくるため、顔の望診で臓器の不調がわかるだけでなく、自分の顔を鏡で見ながら、自分でも気がつかずに閉じ込めていた感情に気づくこともできるのです。

たとえば顔の望診をして「肺が弱っている」とわかったとします。肺が対応している感情は「悲しみ、憂い」なので、「私、本当はすごく悲しかったんだ」と気づき、その感情がどこから湧いてきたものなのか、自分と対話してみるといいでしょう。

自分のなかにあるものに気づけるのは、自分しかいません。潜在意識に潜んでいるものは、直接何かを施して改善することはできませんが、気づくことができれば、脳はそれを解消しようと働き始めます。自分でそれに気づく手立てとして、顔のサインがあるのです。

逆に、臓器が弱っていると、それに対応する感情が表れることがあります。

たとえば、最近なぜか怒りっぽくなった、その原因が肝臓が弱っていることだったり、やたらと不安や恐れを感じやすくなったのは、腎臓が弱っていたからだった、ということもあるのです。

Step 2

「ホロスコープ」で本来の気質・体質を知る

「健康と星座」の意外な関係

プロローグでもお伝えしたように、私は小さい頃から星座が好きで、天文学者になりたいと思っていたほどでした。大人になり、望診をはじめとした東洋医学を学びつつ、自分の生きづらさをなんとかするためにホロスコープも勉強していました。そのときはもちろん、東洋医学とホロスコープはまったくの別物であり、ホロスコープと健康がつながるなんて、まったく思っていませんでした。

でもその星座の持って生まれた気質・体質を知ったうえで望診をしてみると、面白いようにつながります。望診でその人がいま、不調を起こしているところと、その人の星座で不調を起こしやすいところが見事にリンクしていたのです。

星座を知ることは、望診を深めるうえでとても役に立ちました。

たとえば、望診から「ストレスが多い」と予想できたとします。でも、同じ「ストレス」でも、「人前に出るのがストレス」の人もいれば、逆に「人前に出られないのがストレス」

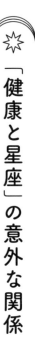

の人もいますよね。同じストレスという原因でも、その人によって違います。

しかしそれを星座からアプローチすることによって、その人の個性に合ったアドバイスができるのです。これを知らなければ、私の独りよがりな価値観で相手をジャッジしていたかもしれません。

そして何より、みんな星座（西洋占星術）の話が大好き。「私は牡羊座」「あの人は蟹座」「天秤座にはこういう傾向があって……」「わかる、わかる！」なんて話をしていると、本当に何時間でも話ができてしまうくらい盛り上がります。

実は「アストロ望診」が生まれる前の一時期、望診の講座とホロスコープの講座をそれぞれ持っていたことがあります。正直なところ、望診はなじみのない人が多く、受講者が少ないときもありました。一方のホロスコープはみんな興味関心があるのか、人気の講座だったのです。そのときはとても悩みました。「どちらか一つを選ばなくてはいけないのかな」と。

でも私は望診家です。ホロスコープだけにするなどということは、考えられませんでした。そうかといって、ホロスコープを切り離して望診をすることも、もはやできませんでした。

実際、望診をしながら星座による気質や体質をお話しすると、みなさんも納得するし、もっと知りたいとおっしゃるのです。そうであれば、もう答えは決まっています。「望診と西洋占星術を無理して切り離す必要はない。融合させよう」と。

プロローグでも少し触れましたが、こうして望診と西洋占星術を丁寧に融合していった結果、「アストロ望診」は生まれました。

星座によって、持って生まれた体質が違う理由

そもそも、なぜ生まれたときの星座によって、その人の気質や体質までわかるのでしょうか。不思議だと思いませんか。

生まれた瞬間の星の配置図のことを「出生図」といいます。そしてこの出生図がその人オリジナルの個性を表しています。

宇宙からはいろいろなエネルギーが地球に降り注いでいます。あなたが生まれた瞬間の星の配置はどうなのか、そのときどんなエネルギーが降り注いでいたのか、とい

うことが大切になってきます。

たとえばいちばんわかりやすいのは月のエネルギーです。月の満ち欠けによって、降り注ぐエネルギーが違い、月経のリズムと関係があるといわれますよね。満月の日に出産が多くなるなど、とくに女性と月のエネルギーの関係はとても深いのです。

太陽、月、水星、金星、火星、木星、土星、天王星、海王星、冥王星。10個の天体全部が、いろいろなエネルギーを与えています。〝その瞬間、そのエネルギーのとき〟にあなたは生まれているのです。

「太陽星座」はホロスコープのなかでも、もっとも影響力が大きい星座です。

「太陽星座」は、出生図のなかで、太陽がどの位置にあるかによってわかります。12星座占いでおなじみの星座は、この太陽星座のことを指します。

このあとに説明しますが、たとえば太陽星座が**土のエレメント（牡牛座、乙女座、山羊座）の人の場合、体質に「乾燥しやすい」というものがあります。**これは、あなたが生まれた瞬間、そのとき、水分が足りない、乾燥しやすいエネルギーがあったということになります。

なぜ〝生まれたとき〟が重要なのかというと、昔から「始まりに意図がある」といわれているからです。

何かを始めようとするとき、私たちはゴールを目指します。生まれた瞬間は、まさに始まりのとき。そこにこの人がどんな人生を全うしていきたいのか青写真が出ている。つまり、その人の一生が表れていると考えるのです。

また、その瞬間に生まれた人が、どんなことに人生の目的を感じやすいのか、どんな感情を抱きやすいのか、どんなコミュニケーション能力を発揮するのか、あるいはどんなことに苦手意識を感じやすいのかといったその人の情報もわかります。

「帝王切開」という言葉がありますが、これは中国の皇帝が、いつ生まれたら国が栄えるよい政治を行えるのか？　を逆算して、わざわざいい日時に生まれるように出産させたことから生まれたという説もあります。

皇帝の生まれた日時というのは国の命運を左右すると考えられていたことからもわかるように、洋の東西を問わず、生まれたときの星の配置が重要とされてきたことがうかがえますね。

アストロ望診では、こうして西洋占星術で導き出した気質や体質をもとに、望診で

わかった、食べるといい食材を〝どうやって〟食べたらいいのかがわかります。

太陽星座の4つのエレメントとは

この本では、太陽星座を４つのエレメントに分けて説明します。ほとんどの方がご存じだと思いますが、まずは自分の生年月日から太陽星座をみつけましょう。

牡羊座（3月21日〜4月19日生まれ）
牡牛座（4月20日〜5月20日生まれ）
双子座（5月21日〜6月21日生まれ）
蟹座（6月22日〜7月22日生まれ）
獅子座（7月23日〜8月22日生まれ）
乙女座（8月23日〜9月22日生まれ）
天秤座（9月23日〜10月23日生まれ）

蠍座　（10月24日～11月22日生まれ）
射手座（11月23日～12月21日生まれ）
山羊座（12月22日～1月19日生まれ）
水瓶座（1月20日～2月18日生まれ）
魚座　（2月19日～3月20日生まれ）

※閏年《うるう》などによって、1～2日ズレることがありますので、正確にはインターネットで「ホロスコープ　無料」と検索してご確認ください。

この12星座は、以下のように4つのエレメント（元素）に分けられます。自分の太陽星座が火、土、風、水のどのエレメントに分類されるか確認してみてください。

火のエレメント　牡羊座・獅子座・射手座
土のエレメント　牡牛座・乙女座・山羊座
風のエレメント　双子座・天秤座・水瓶座

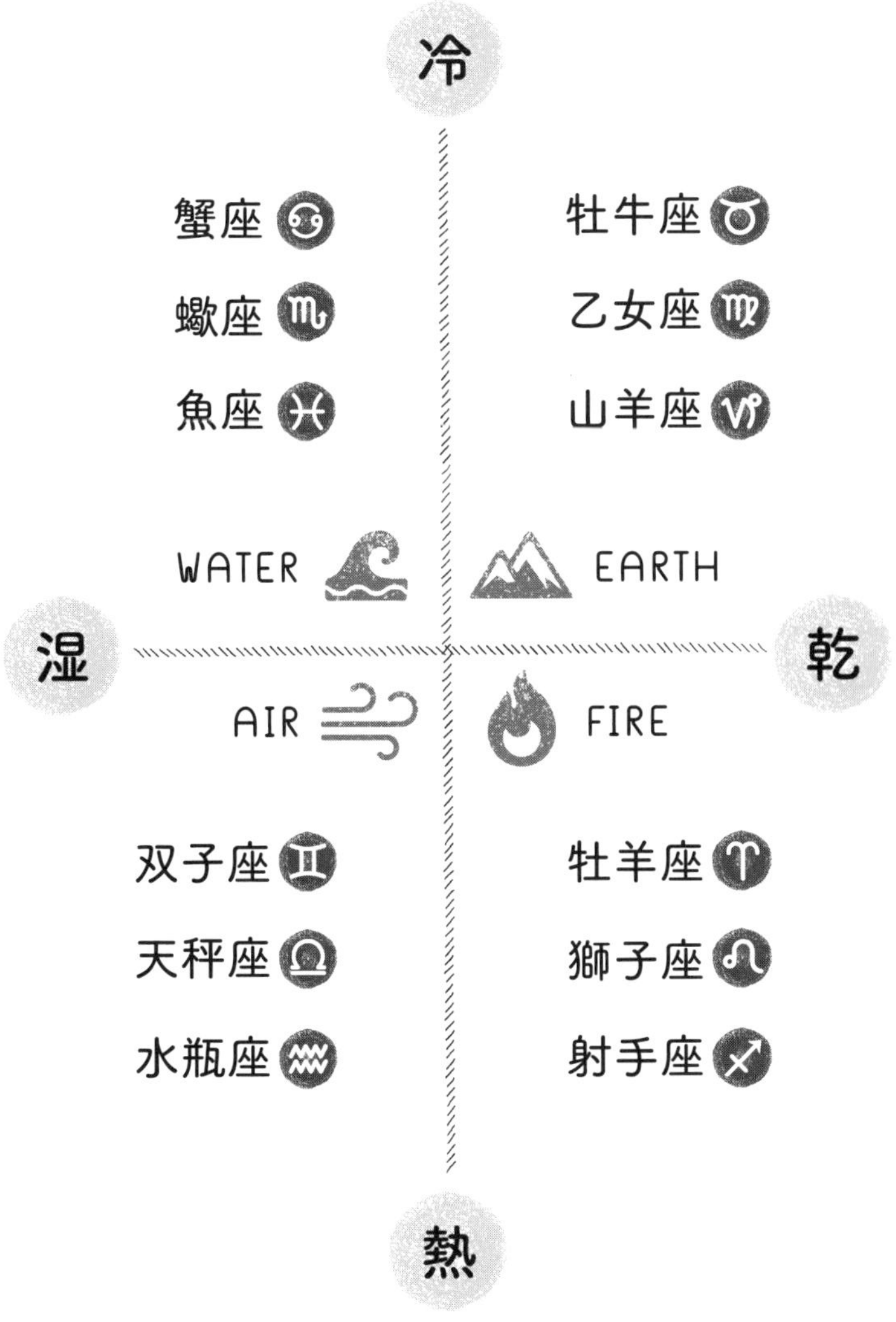
冷
蟹座
蠍座
魚座
牡牛座
乙女座
山羊座
WATER
EARTH
湿
乾
AIR
FIRE
双子座
天秤座
水瓶座
牡羊座
獅子座
射手座
熱

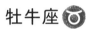

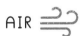

水のエレメント　蟹座・蠍座・魚座

なお、本書では気質と体質についても、この4つのエレメントに分けて説明しますが、さらに細かく12星座別の特徴もあります。

ただ、本書では初めて「アストロ望診」に触れる方がほとんどであることと、説明が複雑になってしまうことをふまえ、大きく4つのエレメントを中心にして説明します。

では、それぞれのエレメントの特徴を説明しましょう。

火のエレメント(牡羊座・獅子座・射手座)
基本的な体質:「熱くて乾いている」灼熱の砂漠タイプ

性格

「火」のイメージ通り、情熱的で正義感が強いタイプ。行動力があって決断もスピーディーで向上心もあります。

一方で無鉄砲な面があり、後先を考えずに進んでしまい、短気な一面も。何につけても感情のベクトルが外に向きやすいところがあります。

火のエレメントのなかでも獅子座は姉御肌で面倒見がいいでしょう。

ちなみに職業では、自分がプレイヤーとして活躍できる目立つ職業が向いています。

一般企業なら、企画を立てたり、アイデアを出したりできる部署だと活躍できるでしょう。

健康

熱くなりやすく、汗をかいて乾燥しやすい体質です。皮膚も乾燥しやすいため、乾燥によるトラブルに注意しましょう。

熱くなりやすい体質もあり、炎症を起こしやすく発熱しやすい傾向があります。たとえば、風邪をひいたり感染症にかかったりしたときに、すぐに熱が上がりやすいタイプです。

動脈硬化や心筋梗塞など、血管のトラブルが起きやすい傾向もあります。

美容

どちらかというと乾燥肌で、髪もパサつきやすい傾向があります。苦味や辛味の強いものは、さらに乾燥を助長します。

また、水分不足なことから脂性になりやすく、ニキビや吹き出物ができやすいでしょう。

心身ともに熱くなりやすいので、水分補給は必要ですが、ガブガブ飲まずにチビチビこまめにとるようにしましょう。

筋肉がつきやすいので、ダイエットをしても健康的にやせやすいでしょう。

火のエレメントの人とのつきあい方

こうと決めたら止められないタイプなので、好きにやらせてあげたほうがいいでしょう。負けず嫌いですから、やりたいことを止められると余計に燃えてしまいます。ストレートな物言いで、周囲と無用な対立を生んでしまうこともあります。

感情を溜めておけないので、怒りも喜びも大いに発散しますが、後腐れのないドライなタイプです。

ただし、気力だけで動けてしまうタイプで無理をしやすいので、リラックスタイムを一緒に過ごすように提案してみるなど、クールダウンを促してあげてください。

火のエレメントの人へ

理屈よりも直感で動くタイプなので、自分の心に嘘がつけない人が多いです。これまでの時代は、「周りに迷惑をかけてはいけない」とか、「あまり目立ってはいけない」などと教育されてきて、火のエレメントらしさを表に出すことに対して戸惑いや遠慮を感じ、どこか生きにくさを感じていた人も多いかもしれません。

これからの時代は、上手に心身のバランスを整え、〝自分らしさ〟を発揮して、周りの人たちを明るく照らす存在になっていきましょう。

アストロ望診を身につけると、自分の火の活かし方がわかるようになり、くすぶらず、大火事にもならずに、情熱の火を燃やし続けることができるようになります。みんなのハートに、温かな希望の光を灯《とも》していける人です。そのためにも、カッカして熱くなりすぎないように、ジューシーなフルーツを食べることを意識してくださいね。

土のエレメント（牡牛座・乙女座・山羊座）
基本的な体質：「冷えて乾いている」冬の寒空タイプ

性格

まじめな努力家。理性的で感情に流されません。冷静に分析することが得意なので、マーケティングなどが得意なのも特徴。

その半面、頑固になりやすいところがあり、人と壁をつくりやすく、心を開くのに時間がかかる傾向です。

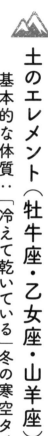

コツコツと丁寧に積み上げていく性格なので、挫折したときの衝撃が大きい面も。自分を責めやすいところがあるため、〝一人反省会〟が多いタイプです。

健康

乾燥しているタイプなので、皮膚や粘膜の不調を覚えやすいところがあります。乾燥肌によるトラブルがあったり、逆に乾燥によって皮膚が脂を出そうとしてオイリー肌になったり。腸粘膜が乾燥していることによる便秘の人も多いです。

エネルギー不足になりがちなので、疲れやすく、貧血傾向もあります。また、潤滑油不足で関節にトラブルが起きやすい傾向も。

美容

乾燥傾向があるため、肌はシワやたるみが起こりやすく、体型はひょろっとしている人が多いでしょう。筋肉はつきやすいものの、ガッチリタイプというよりはやせ傾向です。運動をしていないと、ガリガリになってしまうことも。ただし、牡牛座の中にはふくよかな人もいます。

エネルギーが不足しがちなので、若白髪がみられる人もいるでしょう。

土のエレメントの人とのつきあい方

真面目で、石橋を叩いて叩いて叩いて渡るタイプ。自分の体感を通じて物事を理解していくので、実践していないことを人に勧めたり教えたりできないでしょう。そのため、動き出すのに時間がかかっているように見えて、周りはちょっとイライラしてしまうかも。

でも、時間をかけた分、実力がしっかり備わっていくので、頼れる存在になってくれます。

ただし、頼り過ぎ甘え過ぎは禁物。感情を表に出さない傾向がありますが、ある日、火山が噴火するように怒りを爆発させることも。

素直な感謝と評価を表すことで、心を開いてくれるでしょう。

土のエレメントの人へ

自分の気持ちを言葉にするのが苦手だったり、傷つくのが怖くて意見を飲み込んでしまうことが多かったかもしれません。

これまでは、「言わなくても察してほしい」とか、「不言実行」が日本人の美徳とされてきましたが、これからの時代は国の垣根を超えたグローバルな交流の時代になります。自己表現にチャレンジすることで、活躍の場が確実に広がっていくことでしょう。

アストロ望診を身につけると、心を閉ざす食事・心を開く食事もわかり、新しいことにチャレンジすることが容易になっていくでしょう。

抵抗なく自己表現をできるようになるためには、まずは貧血対策から。ニンジンやきくらげ、ビーツなどの色の濃い野菜や、ボーンブロススープで良質のアミノ酸をとることから始めてみてくださいね。

風のエレメント（双子座・天秤座・水瓶座）
基本的な体質：「熱くて湿っている」モンスーンタイプ

性格

フットワークが軽く、親しみやすく、コミュニケーション能力が高いでしょう。とくに双子座はコミュニケーションをとるのが上手です。そして情報通でもあるので、口コミなどが大好きです。仕事では、広報や営業職などが向いています。社交的で、頭の回転も速いです。

一方で、とても人目を気にするタイプで、人の影響を受けやすい傾向があります。そのため、人間関係でストレスを感じやすいでしょう。なかでももっとも人に気をつかうのは天秤座です。また、好奇心旺盛なのはいいのですが、忘れっぽく、飽きっぽい面も。

健康

女性ホルモンのトラブルが多い傾向があります。婦人科系のトラブルを起こしやすいため、女性ホルモン様作用がある大豆イソフラボンなどはとり過ぎないようにしましょう。

温かく湿っているタイプなので血流はいいのですが、血管が切れやすいなどのトラブルを起こしやすい面も。生活習慣の乱れがダイレクトに体調に表れやすいので、寝不足には注意しましょう。

また、アルコールはまさに風のエレメントを象徴する（フワフワ・フラフラになる）飲み物！　飲み過ぎると風のバランスが過多になりますから、控えめにしましょう。

美容

筋肉がつきにくい傾向があります。運動をしても筋肉ムキムキにはならないでしょう。

女性ホルモンとかかわりが深いため、肉付きがよく、グラマラスな人が多いのも風のエレメントの特徴。皮膚は潤いがあって乾燥しにくいですが、ホルモンバランスが乱れやすいので、便秘になったり、ニキビや吹き出物ができやすい人も。また、エストロゲン過剰であちこちにシミをつくりやすいかもしれません。

風のエレメントの人とのつきあい方

「風の噂も75日」と言われるように、風のエレメントの人は情報屋さんで噂好き。ここだけの話、といわれても忘れっぽいので、うっかり秘密を漏らしてしまうことも。あまり知られたくない情報の共有は注意しましょう。その代わり、いい噂や口コミもたくさんの方に広げてくれますよ。

社交的で人に合わせるのが得意なので、誰とでも仲良くできるのですが、一人になる時間がないとエネルギーを激しく消耗してしまいます。落ち込んでいるときは、そっとしておいてあげるといいでしょう。

風のエレメントの人へ

新しい物事を見たい！　知りたい！　と、あちこち風のように飛び回ることが好きで、一カ所に長くいることが苦手かもしれません。これからの時代は、終身雇用制度も崩壊し、転職もしやすくなったので、生きやすくなるかもしれないですね。

本来縛られるのが嫌なタイプ。もし、風のエレメントでアルコールが大好きな場合は、同じ環境から動けないない、自分らしさが発揮できていない可能性が高いです。

アルコールの代わりに、香りのある柑橘系のフルーツや、セロリやパクチーなどの香味野菜をとるようにしてみてくださいね。

また、あちこちの情報を優先するあまり、自分に合わない健康法をアレコレ試して遠回りする傾向があります。

アストロ望診を身につけると、必要なモノを選ぶ視点が、他者の情報ではなく、自分の体のサインを基準に選べるようになりますので、遠回りしなくなりますよ。

水のエレメント（蟹座・蠍座・魚座）

基本的な体質：「冷えて湿っている」冷凍保存タイプ

性格

共感力が高く、カウンセラー向きのやさしい性格。想像力や感性もとても豊かです。愛情深く、情に厚く、面倒見がいい人が多いでしょう。気持ちのつながりを重視するため、感情でものを考え、情にほだされやすく、人に依存しやすい傾向もあります。

蟹座は好き嫌いがはっきりしていて、心を許した相手には愛情豊か。蠍座は粘り強さがあって一途に愛を貫き、魚座は人を癒す力があります。

健康

冷えによる婦人科系のトラブルが起きやすいタイプです。血流障害や、しもやけ、下痢や便秘に注意しましょう。水分をため込みやすいので、むくみにつながりやすい傾向も。鼻炎などの鼻トラブルや、難聴や中耳炎、外耳炎など耳の不調を覚えやすいこともあります。

また依存傾向があるので、お薬やアルコールなどの依存症にも注意しましょう。

美容

肌はしっとりしていますが、油分が足りないため、肌が弱い、いわゆる「敏感肌」の傾向があります。むくみやすいので水太り傾向があり、どちらかというと、ぽっちゃり体型になりやすいでしょう。水イボなどもできやすいので、ハト麦がお勧めです。冷えやすいことから、生理痛や月経過多に悩まされることも多いでしょう。また、冷えからくる腎機能の低下を起こしやすいため、眼の下のクマやたるみができやすいタイプです。

水のエレメントの人とのつきあい方

水は何色にでも染まるように、「あなたの色に染まります」という依存傾向があります。情に厚く、世話好きで尽くしてくれるのですが、境界線がないのが水の特徴なので、人間関係においては、仕事とプライベートの線引きや、心の線引きをしておくと良好な関係を保てます。

また、深く人を信じるタイプなので、裏切られた！　と思い込んで感情的になったり傷つきやすいところがあります。クレームなどには誠実に対応しましょう。まずは、共感の姿勢を見せることが大事です。

水のエレメントの人へ

感受性が豊かで、表現力に富む水のエレメントの人は、芸術面で活躍できるタイプ。ただ、その繊細さゆえに、都会で時間に追われて暮らしていると、かえって心が疲弊してしまうため、自己防衛のために感受性を閉じてしまうかもしれません。

感受性を閉じるために、体はさらに冷えの状態に傾いていきます。これは水のエレメントの特性を強めてしまい、心身のバランスがどんどん中庸から離れていってしまいます。

なるべく、体を温めて、メリハリのある生活を心がけていきましょう。休日は自然や動物たちと触れ合ったり、映画や芸術鑑賞で心の潤いを取り戻すといいでしょう。

セラピストやヒーラーなどの癒しのお仕事が向いていますが、お客様のエネルギーにあてられて疲れないように、根菜類のお味噌汁を食べるのがおすすめです。

アストロ望診を身につけると、お肌の状態からため込んでいる感情に気づくことができるので、精神的な浮き沈みを小さくさせる食事や生活習慣を取り入れることで、安定したマインドを保つことが可能です。

Column

健康と星座もっとくわしく

太陽星座と月星座

エレメントの説明では太陽星座について書きましたが、当然、あなたが生まれた瞬間の出生図には、ほかの天体も含まれています。

そのひとつが月星座です。

「太陽星座に書かれている内容を見ても、どうも自分と合っていない」と思われる人もいるかもしれません。本書では複雑になるために省略しましたが、月星座も合わせてみると、よりくわしく、深くあなたのことがわかります。

太陽星座と月星座はオンとオフの関係に似ています。

太陽星座は、あなたの顕在意識といわれる、いわゆる理性や思考を司っている星座であり、人前で見せる自分の顔。ひと言でいえば、「アイデンティティ」のようなものです。

一方の月星座のほうは、潜在意識や感情といわれるもの。いってみれば、家にいるときの素の自分のような感じです。たとえば、お笑い芸人さんによくある、外ではひょうきん者だけれど、家にいるときは無口のような、家族にだけ見せる素の自分が月星座のイメージです。

太陽星座と月星座、オンとオフがバランスよく発揮されていると心も安定します。

ただ現代人は忙しく、仕事をしている時間が長いため、外向きの顔でいる時間が長いですね。太陽星座である自分でいる時間が長いと、オフの時間が減り、月星座の自分が癒されずにバランスを崩してしまうこともあります。

一方で、引きこもりがちな人やあまり社会に出て何かをするタイプではない人は、月星座が優勢になってバランスが崩れている状態といえます。

一概には言えませんが、大人で仕事をしている方なら、太陽星座と月星座のバランスのいい割合は、太陽星座：月星座＝6：4くらいがベスト。やや太陽星座優勢のほうが能力を発揮し、もっとも自分らしく生きやすいでしょう。

自分の月星座を知りたい人は、検索サイトで「月星座　無料」または「ホロスコープ　無料」などと検索すると、無料で調べられるサイトが出てきます。生年月日などを入力すると、簡単に月星座がわかります。

自分の性格や健康状態が太陽星座のエレメントと違うと思った人は、月星座のエレメントのところも読んでみてください。

太陽星座のエレメントより、月星座のエレメントのほうがより当てはまる人は、日常生活において「月星座」のほうをよく使っているのかもしれません。

また、太陽星座に書かれている通りの不調が出ている人は、仕事など社会活動においてストレスがかかっている、と読むこともできるのです。

ちなみに私自身の太陽星座は水瓶座（風のエレメント）で、月星座は蠍座（水のエレメント）です。

自己分析すると、好奇心旺盛であれこれ勉強したい水瓶座に対して、マニアックで一つのものを深掘りするのが蠍座。蠍座は外に出るのもそれほど好きではありません。

ですから、物事を深める時間がないと、月星座の蠍座のほうの水のエレメントの不調が起きてきます。かつて私は膀胱炎をよく繰り返していました。星座ごとに対応する体の場所があるのですが、蠍座は生殖器や膀胱に対応しています。やはり、その頃は月星座のバランスが偏っていたんだな、と今となってはわかります。

月星座だけでも十分なのですが、もう一つ、アセンダントというものがあります。

西洋占星術が好きな方ならアセンダントも知っているかもしれませんね。

アセンダントとは、太陽がのぼる通り道と東の地平線が交差する位置にあたります。

太陽星座や月星座が自分で認識できるのに対して、アセンダントは他人から見た自分のことをいいます。

こちらも「アセンダント　無料」または「ホロスコープ　無料」などと検索すると、簡単に調べられるサイトが出てきます。

またまた私の話で恐縮なのですが、私のアセンダント星座は乙女座です。ですから人からはいかにも乙女座らしい、しっかりきっちりした人に見えるようです。

でも親しくなった人からは、いい意味で裏切られたといわれることがあります。若いころは、急に疎遠にされてガーン！　ということもありましたが、最近では「仕方ない、期待値と違ったんだな」と思うようにしています（笑）。


なお、太陽星座のエレメントに書かれている内容が、あまり自分に当てはまらないという人は、ちょっと自分を振り返ってみてください。

エレメントのマイナス面が当てはまる場合は、どこかあなたの太陽星座とのバランスがくずれているのかもしれません。

逆にエレメントで書かれているプラス面が当てはまる場合は、心のバランスとしては、とてもいい状態です。

たとえば、土のエレメントで書かれていることが自分とは違う、「〝冷静に分析すること〟なんて苦手」と思っても、「真面目でコツコツできる」などいい面が当たっていれば、いいバランスといえるでしょう。

何もかもが自分と違う、当たってない！　という人は太陽星座においてはあまりいないと思いますが、もしもそうであるとしたら、食事と生活習慣によってバランスが崩れ、自分の太陽星座とは違うエレメントにバランスが傾いている可能性があります。

星座ごとにテーマとなる部位がある

４つのエレメントで不調が出やすい傾向やウィークポイントはおわかりいただけたと思います。

４つのエレメントの傾向を知っておくだけでも十分ですが、さらに細かく、12星座ごとにテーマとなる体の部位もあります。「テーマとなる」と書いたのは、その部位がもともと弱いという意味ではありません。自分のバランスが崩れたときに負担がかかりやすく、不調が出やすい部位、という意味です。

逆にいえば、日頃からテーマとなる部位を気にかけ、メンテナンスしておくことでより健康を維持できるといえます。

もっと自分の太陽星座の傾向について詳しく知りたい人のために、12星座別の体の対応表をつけました。ぜひ参考にして、日頃のケアを心がけておきましょう。

星座別 体との対応表

牡羊座	………頭の上のほう、目、耳、舌、脳
牡牛座	………口蓋、歯、喉、首、甲状腺
双子座	………肩、腕、手、肺、気管支、肋骨
蟹座	………胸、胃、脾臓、膵臓
獅子座	………心臓、背中
乙女座	………腹部、腸、太陽神経叢《そう》
天秤座	………腎臓、副腎、臀部、腰
蠍座	………生殖器、膀胱、肛門
射手座	………肝臓、筋肉全般、太腿
山羊座	………膝、骨格系、関節
水瓶座	………ふくらはぎ、足首、血液循環（静脈血）
魚座	………足先、踵《かかと》、リンパ系

Step 3

今日から実践！
あなたにぴったりの食養生

「何を食べるか（食べ物）」より「どう食べるか（食べ方）」が大事

巷《ちまた》にはいろいろな健康情報があふれています。多くの人がやっていることは、木でたとえると枝葉をなんとかしようとしているだけのような気がします。でも、根っこをなんとかしなければ、結果としてほとんど変化がみられないのではないでしょうか。自分に合わないことをやっているから、結果が出ない。だから次の情報、次の情報と〝よさそう〟なものを試していき、新しいものに飛びついて迷子になっている人がとても多いのです。

健康情報は、科学が発達すればするほど新しいものが出てきます。その中には素晴らしいものももちろんあります。でも、それがあなたに合うかどうかはわかりません。だからこそ〝自分を知る〟こと、今の自分の状態を把握すること。そこからスタートすることが大切です。

オリジナルの体質を知らなければ自分のバランスを整えることもできません。

たとえば、水のエレメントなのに水をとり過ぎてしまったり、火のエレメントなのに体を温め過ぎたり、温かいものばかり食べたりするのは、自分のバランスが行き過ぎてバランスが崩れてしまうケースです。


あらためて「アストロ望診」の流れを説明しましょう。

まずは顔の望診で、顔に出ているサインをみることによって、食べ過ぎの食材に気づくことができます。

次に太陽星座の４つのエレメントで自分の本当の気質・体質を知ります。

そのうえで、バランスを整える食べ方、生活習慣をみていきます。

占星術における出生図は、オリジナルの個性を表していることは、前にお伝えした通りです。それをもとにして、望診で導き出した弱った五臓をいたわるおすすめ食材を〝自分にとって〟どんな食べ方をすればいいのか、同時にどんな生活を心がけるといいのかがわかります。

いくらバランスをとることが大切だからといって、食べてはいけない食材だらけになるのは、さびしいもの。

〝食べ過ぎ食材〟があるということは、いま、あなたのバランスが崩れているために、好ましくない食材を余計に欲している状態なのです。でも、裏を返せばそれだけ〝好きな〟食材でもあるかもしれませんよね。

同じ食材でも、食べ方を工夫することで食べることができるのが、アストロ望診のいいところ。特定の食材を無理に制限することもありません。食べたほうがいいおすすめの食材も、本来はあまり食べないほうがいい食材も、エレメントに合わせた食べ方をすることでバランスよく食べることができるのです。

弱った臓器をいたわる食材をエレメントに合わせて調理

Step 1の望診で弱った五臓を判別していただき、引き算食材をご紹介しました。

では、食材を引き算するだけではなく、弱った臓器をいたわり滋養するためにはどうしたらいいでしょうか？

いよいよ次項から、あなたのエレメントの体質に合わせて、その弱った臓器をいたわる食材をどう調理するかについて解説します。

改めて、エレメント別の体質をおさらいしましょう。

火のエレメント　牡羊座・獅子座・射手座＝「熱くて乾いている」灼熱の砂漠タイプ
土のエレメント　牡牛座・乙女座・山羊座＝「冷えて乾いている」冬の寒空タイプ
風のエレメント　双子座・天秤座・水瓶座＝「熱くて湿っている」モンスーンタイプ
水のエレメント　蟹座・蠍座・魚座　＝「冷えて湿っている」冷凍保存タイプ

この体質をもとに、調理法を判断します。

たとえば「ニンジン」で考えてみましょう。ちなみにニンジンは、色が白くて貧血気味の人や、乾燥傾向の人、元気がない人におすすめの食材です。

火のエレメントの人は、熱くて乾いているタイプなので、グリルなど水分を足さずに温めてしまうと、火の体質が行き過ぎてしまいます。ですから、適度に冷えるように、「生のまま食べる」「塩もみして食べる」などの提案をします。

水のエレメントの人は、「冷えて湿っている」ので、適度に温かく、なおかつ水分は少なめのほうがバランスがとれます。ですから「グリルする」などの提案をする、という具合です。

魚は、水の中で生きていますから、冷やす傾向がある食材です。ですからお刺身やお寿司など生で食べていいのは、火のエレメントや風のエレメントの人たちです。

水のエレメントの人は、ムニエルやバター焼きなど焼くことで火の要素を加えるといいでしょう。

土のエレメントの人も、冷えているので温めたほうがいいですが、同時に乾燥もしているので「温めて、潤いを与える」ことが基本です。魚なら、煮る、蒸すなどの調理法がベターです。

［エレメント別］五臓をいたわるおすすめ食材と調理法

ここでは、あなたのエレメントに合わせた五臓をいたわるおすすめ食材と、その調理法をご紹介します。

火のエレメント

おすすめ食材 **肝** いちご、グレープフルーツ、クレソン、セロリ、ふき、ハイビスカスティー、馬肉

おすすめ食材 **心** すいか、メロン、アロエ、つるむらさき、緑茶、なまこ、牛舌

おすすめ食材 **脾** うるち米、ひえ、キウイフルーツ、アボカド、豆腐、たこ、鴨肉

おすすめ食材 **肺** かりん、柿、マンゴー、アスパラガス、ズッキーニ、はまぐり、チーズ

おすすめ食材 **腎** ブルーベリー、ラズベリー、山芋、黒豆、カツオ、帆立、豚肉

おすすめの味付け・調理法

- **味付け**　甘酸っぱい味（ソースやドレッシングなど）、苦い味（ゴーヤチャンプルやごはんのおこげなど）
- **調理法**　生でサラダやピクルス、漬物、サッと湯通ししてお浸しなど

土のエレメント

おすすめ食材 **肝**

みかんのきつらく（果皮についている白い筋）、豆苗、ピーマン、干し椎茸、うなぎ、すずき、牛レバー

おすすめ食材 **心**

クランベリー、百合根、蓮の実、カカオ、ココナッツ、牡蠣、卵黄

おすすめ食材 **脾**

米麹、納豆、酒粕、味噌、甘酒、黒糖、カルダモン

おすすめ食材 **肺**

あんず、桃、やまもも、松の実、ココナッツウォーター、甘酒、紅茶

おすすめ食材 **腎**

みょうが、栗、かわえび、たい、ムール貝、クジラ肉、クローブ

おすすめの味付け・調理法

- **味付け** 味噌や塩などを使ったしょっぱい味付け
  薬味を使った辛味を添える（大根おろしや生姜など）
- **調理法** カレーやシチュー・ポトフなどの煮込み料理や
  茶わん蒸しやシュウマイなどの蒸し料理

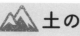

風のエレメント

おすすめ食材 肝
カシス、菊花、セリ、トマト、モロヘイヤ、カモミール、レモンバーム

おすすめ食材 心
小麦、かんぴょう、たらの芽、蓮根（生）、わらび、サフラン、緑茶

おすすめ食材 脾
パパイヤ、うるち米、さつまいも、レンズ豆、キャベツ、舌平目、牛肉

おすすめ食材 肺
すだち、いちじく、梨、びわ、きくらげ、白きくらげ、はちみつ

おすすめ食材 腎
ぶどう、とうもろこしの髭、カリフラワー、ブロッコリー、鶏肉、鶏レバー、うずらの卵

おすすめの味付け・調理法

- **味付け**　酸っぱい味（お酢や梅干しを使ったドレッシングや和え物、ヨーグルトなどの発酵食品）
- **調理法**　生でサラダやピクルス、サッと湯がいてお浸しなど

水のエレメント

おすすめ食材 肝
きんかん、ザーサイ、菜の花・ふきのとう、あんきも、豚レバー、クミン

おすすめ食材 心
リュウガン（龍眼）、黄ニラ、味噌、ローズマリー、ジャスミンティー、ラベンダーティー、金木犀

おすすめ食材 脾
さくらんぼ、なつめ（干）、もち米、かぼちゃ、バジル、よもぎ、羊肉

おすすめ食材 肺
ゆず皮、陳皮、からしな、生姜、玉ねぎ、にんにく、松の実

おすすめ食材 腎
むかご、ニラ、いくら、えび、鹿肉、セイロンシナモン、八角

おすすめの味付け・調理法

- **味付け**
味噌や醤油などを使った甘じょっぱい味付け
スパイスやハーブを使ってほんのりスパイシーな味付け

- **調理法**
カレーやシチューなどの煮込み料理、肉じゃがなどの煮付け、バターを使ったムニエル、油を使わないグリル料理など

いかがでしたか。

たとえば、火のエレメントの人で肝が弱っていたら、おすすめ食材は、いちご・グレープフルーツ・クレソン・セロリ・ふき・ハイビスカスティー・馬肉などがあります。

これらを長時間、煮込んだり、高温の油で揚げたりするのは、火のエレメントの人にはあまりおすすめできません。

なるべく、生で食べたり、ノンオイルにしたり、加熱し過ぎないで食べるようにすることがバランスをとるためには必要です（ふきのようにアクが強いものなどは、加熱などの下処理は必要です）。

アストロ望診では、食材だけに捉われるのではなく、食べ方（調理法や味付け）にも気を配ります。ただし、気にしすぎなくても大丈夫！

「おすすめ食材しか食べてはいけない！」ということではなく、それ以外の食材も食べ方の工夫で、バランスをとるようにしていけばいいのです。

〔エレメント別〕お悩み症状の処方箋

ここまでお読みいただいて、ご自身の不調の原因と食養生（エレメント別の食材と調理法）がわかったという方も多いでしょう。とはいえ、風邪をひいたとき、便秘のとき……など、さまざまな症状に対して「いったい、何をどうすればいいの？」と疑問を持たれた方もいらっしゃるかもしれません。

たしかに、たとえば「風邪」といっても、火か、土か、風か、水かで、風邪症状の傾向も対策も違ってきます。そこでここから、よくある症例について、エレメント別の原因と、その対策として食事法や、食事を活かすための生活習慣をワンポイントアドバイスいたします。

生活習慣までご提案するのは、食事の効果を最大限に引き出すため。生活習慣と連動した食べ方、これこそがアストロ望診で大事にしているところなのです。

お悩み アトピー性皮膚炎

火のエレメント
傾向…心身熱くなりやすく炎症が激しくなりやすい
対策…辛い物や揚げ物・炒め物など体を熱くするような食事は控える

土のエレメント
傾向…乾燥によりバリアが薄くなりやすく皮膚に症状が出やすい
対策…少量の白湯をこまめに飲む、深呼吸で全身に潤いを回す

風のエレメント
傾向…ホルモンバランスにより炎症を起こしやすい傾向
対策…エストロゲン様作用がある豆乳や豆腐、大豆ミートは控える

水のエレメント
傾向…便秘気味なため老廃物を皮膚から排出しやすい
対策…便秘解消のために下腹部をこんにゃく湿布で温める

お悩み 便秘

火のエレメント

傾向…過活動や緊張により腸のぜん動運動が鈍くなる

対策…リラックス効果のあるレモンバームなどのハーブティで活動の合間の休息を

土のエレメント

傾向…冷えと乾燥による水分不足

対策…コーヒーや緑茶は利尿作用が高く水分不足に拍車がかかるので控える

風のエレメント

傾向…人間関係で他人に振り回されるなどのストレスにより自律神経のバランスが乱れる

対策…グラウンディングを促すお米や根菜類などを中心に規則正しく食事する

水のエレメント

傾向…運動不足で腸が動きにくくなる

対策…日中にウォーキングやヨガで体を動かしメリハリのある生活を心がける

お悩み 生理痛

火のエレメント
傾向…休息が少ないため痛みが起きる
対策…生理2～3日前からスケジュールに余白をつくり、休息をとる

土のエレメント
傾向…貧血傾向による血流不足が原因
対策…良質の血液をつくるボーンブロススープをとるようにする

風のエレメント
傾向…寝不足など生活のリズムの不規則が原因
対策…早寝早起きを心がけ、ホルモンバランスに影響する大豆製品を控えること

水のエレメント
傾向…冷えによる、血流が悪い（鈍い）ことが原因
対策…体を温める煮込み料理や鍋物を食べるようにし、足湯などで特に下半身を温める

お悩み うつ

火のエレメント

傾向…過労により燃え尽き症候群でうつ傾向に

対策…刺激の強い辛い料理や食品添加物の多いジャンクフードはやめて、オーガニック食材を中心に天然のもので心身をリセット

土のエレメント

傾向…自分を責めたり、他人に頼れないことで孤立することによるうつ傾向に

対策…フルーツや蜂蜜、黒糖など天然の甘味や温かい葛《くず》湯で心までゆるめる

風のエレメント

傾向…他人の意見に振り回されたり、拘束されるなど不自由さでうつ傾向に

対策…中庸のバランスを維持するため、ご飯とお味噌汁の和食を中心に

水のエレメント

傾向…愛情深いので、愛情で傷ついたり裏切られたときにうつ傾向に

対策…辛味の生姜やねぎで汗をかいたり、とうもろこしの髭茶で余分な水分を排泄することで心も体も水はけをよくする

お悩み 風邪

火のエレメント

傾向…強力なウィルスの影響、または運動後の急な汗冷えが原因
対策…ひき始めのうちに葛根湯《かっこんとう》を飲んで早めに休む

土のエレメント

傾向…鼻や喉の粘膜の乾燥により感染しやすい
対策…山芋や里芋、蓮根などぬめりのある食材や蜂蜜で粘膜を保護

風のエレメント

傾向…言いたいことが言えないというストレス時に風邪をひきやすい
対策…おろし生姜と細かく刻んだねぎのお味噌汁でじんわり汗をかく

水のエレメント

傾向…冷えによるエネルギー不足で風邪をひきやすい
対策…梅醤《うめしょう》番茶で内臓から温める

お悩み 疲労

火のエレメント

傾向…直感であれもこれもと動くため、気づいたら休みなく動き回ってしまう

対策…忙しくしていると早食いになって消化にエネルギーをとられるため、一口30回以上噛んで、消化のエネルギー消耗を減らす

土のエレメント

傾向…一つのことに根を詰め過ぎて過緊張が続くことで疲れる

対策…時間を決めて取り組む、こまめに休憩し蜂蜜や黒糖でエネルギー源の補給を

風のエレメント

傾向…友達と会う予定が多く、気を使う時間が長いとエネルギーを消耗

対策…一人になる時間をつくる、ホットレモネードを飲んで他人にエネルギーが漏れるのを防ぐ

水のエレメント

傾向…基礎代謝が低いため、エネルギー不足で疲れやすい

対策…スクワットで下半身の筋肉をつける、半熟ゆで卵で良質のたんぱく質を

お悩み ダイエット

火のエレメント
傾向…筋肉がつきやすいので引き締まった体つきになりやすいタイプ
対策…体重よりも、筋肉による引き締め効果を重視する

土のエレメント
傾向…糖質制限など極端な食事スタイルにハマりやすいタイプ
対策…ストイックになり過ぎず、まずは油全般を控えることだけを意識して

風のエレメント
傾向…人と会うための外食が多くなりがちで太りやすいタイプ
対策…夜だけ固形物を食べないプチ断食で消化器系を休ませる

水のエレメント
傾向…水分や老廃物を溜め込みやすくぽっちゃりタイプ
対策…まずはゴボウやゴーヤなど苦味の食材で排便を促すこと

お悩み 不眠

火のエレメント
傾向…交感神経優位状態で寝る直前まで脳が覚醒している
対策…夜は間接照明に。寝る1時間前には入浴を済ませ、呼吸を意識した瞑想で心を鎮める

土のエレメント
傾向…夜一人になると自己反省会が始まりいつまでも寝られなくなる
対策…寝る前に今日一日のよかったことを3つ以上書き、蜂蜜をひとすくい舐める

風のエレメント
傾向…寝るときまでスマホで情報収集をしてしまい目が覚めてしまう
対策…寝る1時間前にはスマホの電源オフ。ホットタオルで目を温めてから休む

水のエレメント
傾向…人間関係のストレスで夜も眠れないほどクヨクヨしがち
対策…日中に軽い運動をして頭を使わない時間をしっかりつくる

アストロ望診紙上実践講座1

Hさん　40代女性
太陽星座　乙女座（土のエレメント）
望診でみる顔の特徴　目の下にふくらみがある

実際にどんなふうにアストロ望診を行うのか、実例で紹介しましょう。

Hさんの顔の望診をするとまず気になったのが、目の下のふくらみでした。五臓でいうと「腎」に影響が出ているサインです。

冷たいものや水分のとり過ぎ、あるいは甘いもののとり過ぎが考えられるので、聞いてみると、「美容のために水をよく飲んでいます」といいます。

Hさんは知人から「毎日水を2リットル飲むと肌がきれいになり、健康にもいい」と聞き、ここ2、3カ月は毎日2リットルの水をとるようにしていたというのです。

また、30代の頃に腎盂炎《じんう》になったこともあり、もともと腎臓が弱い臓器となっていたのでしょう。

土のエレメントは冷えやすい体質です。Hさんも手足の先がいつも冷たく、冬は氷のようになっていました。それを自覚していたので、冷たい水は飲まないようにして、美容のために白湯《さゆ》を飲んでいました。「白湯は体にいいし、体も温まる」と思っていたのです。

たしかに白湯は優れた面がたくさんあります。でも、ただでさえ「土」という冷えやすいエレメントなのに、水をたくさんとれば、体はもっと冷えてしまいます。

よく誤解されることが多いのですが、水分を多くとれば、体の冷えにつながります。それが白湯だったとしても、です。なぜなら、尿量が増えるから。私たちは、体外に水分を排泄する時に体の熱も出しているのです。ましてや土のエレメントのHさんならなおさら冷えにつながるでしょう。

土のエレメントは乾燥しているタイプなので、本来、水分をとることはとてもいいことです。実際、Hさん自身、水を飲むようになってから、かえってむくみが取れ、とてもいい状態だと思っていたようです。

でも、望診では「水のとり過ぎ」と出ていた。つまり、Hさんにとって、2リットルは過剰だったのです。むくみがとれたということは、もともと体内に水を溜め込みやすくむくみがみられたものが、水がたくさん体に入ることによって一時的に流れがよくなったのでしょう。

ただ、一度が流れがよくなっても、飲み過ぎれば再びたまっていきます。Hさんにとって、最初のうちは2リットルの量でもよかったのかもしれませんが、毎日飲み続けるには、量が多過ぎたと思われます。

今現在の状態は、水のとり過ぎで、「冷えて乾燥した」土のエレメントから、「冷えて湿っている」水のエレメントのほうに偏っている状態といえます。

目の下のたるみというサイン以外にも、水分をとり過ぎているサインには、以下のようなものがあります。

- 鼻水が出やすい
- 痰が出やすい
- おりものが多い
- 下痢っぽい
- トイレの回数が多い（頻尿）

Hさんにも、トイレの回数がかなり増えたという自覚症状がありました。「水分をたくさんとっているから仕方ない」と思っていたそうですが、トイレの回数が多いということは、それだけ尿を作る腎臓に負担がかかっているということでもあります。

水に関していえば、季節も関係しているでしょう。Hさんの望診をしたのは冬でした。冬はあまり汗をかかないので、水をたくさん飲めば必然的にトイレの回数は増えます。これが夏なら汗で水分が出ていくこともあるので、腎臓の負担は多少減るでしょう。

「水のとり過ぎ」には〝水はけをよくする食材〟をとるのが効果的

では、もともとのHさんのエレメントである土のエレメントの〝いいバランス〟に戻すために、何をすればいいのでしょうか。

それが体の水分をうまく排出すること。**「水分をとるのをやめる」のではなく、「水分を出せる体にする」こと、水の巡りをよくすることが重要です。**

もちろん、飲む量と飲み方を調節する必要もあります。

飲む量は様子を見ながら減らします。飲み方は、〝ちびちび〟が基本。乾燥しているタイプの人は、ガブ飲みする傾向があります。乾燥している人がガブ飲みをすると、まるで乾燥している田んぼに水がだーっと流れるように、浸透せずに体内を通り過ぎてしまいます。少しずつ飲んで、しっかり体に浸透させる必要があります。

水分を出すためには、汗をかくのもいいですが、季節によって養生が違います。冬はどちらかというと体力を温存することが重要なので、ゆっくり湯船につかる、歩くなどの軽い運動がいいでしょう。

夏は、汗をだらだらかきすぎると今度は乾燥に傾いたり熱中症になるため、運動をするなら汗の影響のない水泳をしたり、汗を無駄にかきにくい早朝などに体を動かしたりするのがいいでしょう。

おすすめの食材は、体のなかにたまっている水分を抜く役割がある食材＝水はけをよくする食材です。

水はけをよくする食材には、緑豆（手に入りにくければ、緑豆春雨などでもＯＫ）、菊芋、あずき、すももなどがあります。

食べ方としては、冷えを防ぐために温めて食べるのがおすすめ。緑豆はごはんに入れたり、かぼちゃの煮物などに。緑豆春雨なら鍋に入れたり、菊芋はきんぴらにしたり、煮物にしてもおいしいです。

✸アストロ望診紙上実践講座②

Yさん　30代女性
太陽星座　牡牛座（土のエレメント）
望診でみる顔の特徴　色が白い

Yさんは長年、便秘に悩んでいました。土のエレメントは腸に影響を受けやすく、便秘傾向にある人が多いのです。

Yさんの顔の望診で、まず色が白いことが目につきました。

色白は五行でいうと、肺・大腸のところに当たります。Yさんが便秘気味というのは、まさにその通り。

ここで前にで紹介した陰陽五行の星形の図を思い出してください。「肺・大腸」のところは「木火土金水」の「金」にあたります。「金」は乾燥が苦手なところでもあるため、Yさんは乾燥傾向であることがうかがえます。便秘の人の多くは、便に水分が足りないことから便秘になります。

それに加えて、土のエレメントは冷たくて乾燥しているタイプでしたね。Yさんは体質的にも水分が足りず、乾燥傾向だったことがわかります。

乾燥している人によく見られる食事傾向が、食事そのものも水分が足りないものを好んで食べていることです。

代表的なのが、いわゆる〝粉もの〟食材。パンやクッキー、おせんべいなどがそうですね。ただでさえ粉もの食材には水分が足りないのに、たとえばトーストのようにさらに焼いてしまうと、もっと水分がなくなり、パサパサになってしまいます。

それに加えて、苦い食材や飲み物も避けてほしいもの。苦い食材や飲み物は利尿作用が強いので、体の水分がどんどん排出されてしまい、乾燥を引き起こします。

Yさんは、便秘にいいといわれている食物繊維が豊富な食事をいくらとっても、あまり改善されなかったとのこと。

食べ物はどんなものが好きか聞くと、案の定、パンが大好き。飲み物も、朝は苦いコーヒーを、夜はビールを好んで飲んでいました。

これではより一層、乾燥に傾いてしまいます。つまり、土のエレメントの悪い部分のほうに完全に偏ってしまうのです。

土タイプの乾燥を防ぐには〝潤い食材〟を

では、Yさんの乾燥を防ぐにはどんな食べ物、どんな食べ方をすればいいのかというと、なるべく〝水分を補う、潤《うるお》う食材〟をとる、食べ方も工夫する必要があります。

たとえば、どうしてもトーストが好きなのであれば、潤い食材の蜂蜜を塗って食べる、温かいスープと一緒に食べる。スープに入れる具材でおすすめなのは、ニンジンやエリンギなどです。これらは〝潤す食材〟です。

そのほか、乳製品も潤す食材に入るので、パン食ならヨーグルトを一緒に食べたり、パンにチーズをのせたりしてもいいですね。

基本的にパン食は乾燥に傾きがちなので、根本的に変えたい場合は、和食にするのがいちばん。温かいごはんにお味噌汁にすれば水分もとれ、具材には山芋、白きくらげ、オクラなどの潤す食材を入れるといいでしょう。

✸アストロ望診紙上実践講座③

Nさん　40代女性
太陽星座　双子座（風のエレメント）
望診でみる顔の特徴　眉間のシワが深い、左の頬骨の上にシミがある

Nさんは、目の疲れ、ドライアイの症状に悩まれていました。

顔の望診をすると、年齢の割には眉間のシワが深く、左の頬骨の上に小さいですがシミがありました。どちらも五臓の「肝」に負担がかかっているサインです。

実は、**肝臓は目と深いかかわりがあります**。

Nさん自身は目が疲れるのはパソコン作業が多いから、ドライアイもパソコンやスマホの見過ぎとともに、コンタクトレンズをしているからだと思っていました。もちろん、それらも目には影響を及ぼしています。

ただNさんは小さい頃からひどい近視。望診では、そのような背景から、小さい頃から肝への負担を持っていたと考えます。

肝臓に負担をかける食材は、アルコール、辛過ぎるもの、油っこいもの。Nさんに

聞くと、ほぼ毎日ワインを飲んでいるとのこと。そして、おつまみに辛いものや揚げ物を食べてしまうことも多いといいます。ちなみにアルコールは、ビール（苦味）以外、辛味と捉えます。

次にエレメントをみていきましょう。

Nさんは熱くて湿っぽい傾向のある風のエレメントです。アルコールや辛いものをとり過ぎると、どうしても体を熱くさせてしまい、風のエレメントの要素を強めてしまうのです。お酒を飲むと、いい気分になってふわっとしますよね。風はそもそもふわふわしているものなので、風の性質をさらに強め、バランスを崩してしまうというわけです。

油っこいものも同様です。体を温めたいとき、油を欲しますよね。そこで油をとり過ぎると、風のエレメントの人にとっては熱が過剰になってしまいます。

Nさんのように目の不調があるほか、頭痛など体の上部に不調が出てくる場合は、過剰な熱が上のほうに上がっているともいえます。

まさかこんなことが回り回って目の不調に関係しているなんて、Nさんも想像できなかったようで、とても驚いていました。

Nさんは40代ですが、このまま何もケアせずに年齢を重ねていけば、やがて白内障などのトラブルにつながる場合もあります。

ほかにも風のエレメントの人が、熱が過剰になる食材や食べ方に傾いてしまうと、体がほてったり、かゆみが出たりすることもあります。

Nさんのお仕事は、ＩＴ関連の情報を発信する仕事。情報の扱いがうまい風のエレメントにはぴったりなのですが、行き過ぎるとバランス感覚を失ってしまいます。頭ばかり活発になって足元がおろそかになったり、疲れやすくなったりしてしまう面もあります。

風タイプには根菜類を生で食べるのがおすすめ

Nさんにはどんな食材や食べ方がいいのでしょうか。

そもそも風のエレメントの人は、ふわふわしている性質があるため、〝根を張る〟という意味でも、根菜類を食べるのがおすすめです。

ただ、もともと温かい体質なので、熱しない食べ方がいいでしょう。たとえば、れんこんなら揚げる、炒めるのではなく、酢のものにする、ニンジンは生で食べる、塩もみするなどです。野菜類をわざわざ冷蔵庫で冷やす必要はありませんが、生で食べてもOKなのが風のエレメントの人です。

肝をいたわる食材としては、酸味の食材や薬物野菜もいいでしょう。

なお、すべての方にいえることですが、アストロ望診はその人個人をみますので、マニュアルのように語れない部分があります。

実際、Nさんにはかつて腎臓の病気をした経験があり、耳がつまるなど腎臓のサインも出ていました。腎は冷えに弱い臓器です。腎をいたわるためには温めて食べることが大事。ですから、単純に風のエレメントだから食べものは熱しないほうがいい、というわけにはいかないところがあります。

でも、決して難しく考えないでください。大切なのはバランスだと繰り返しお伝えしてきたように、熱し過ぎない食べ方を意識しつつ、腎もいたわる。腎をいたわるのは「塩辛い味」なので、お弁当に梅干しを持っていく、などの工夫でいいのです。梅干しは酸味もあるので、腎と同時に肝もいたわることができます。

一つの食材、食べ方に偏り過ぎず、体調をみること、そして鏡をみながら顔の望診をして、今の状態をチェックすることが重要です。

✸アストロ望診紙上実践講座 4

Kさん　50代女性
太陽星座　獅子座（火のエレメント）
望診でみる顔の特徴　色黒、左顎にイボのようなホクロ

Kさんは、顔が黒いことと、頬のシミ、とくに右頬と目元を気にされていました。また、頻繁に歯の痛みを覚えるともおっしゃっていました。

顔の望診をすると、色は浅黒く、左顎《あご》にイボのようなホクロがありました。また、歯の痛みも含めて、いずれも五臓の「腎」に負担がかかっているサインです。

五行の「水」に分類される色は黒。Kさんの場合はこんがり焼けた小麦色の肌、というよりは少しグレーがかった色黒さだったので、これは腎の不調があることがうかがえます。

また、左顎のイボのようなぷっくりしたホクロは、体を冷やす陰性食品のとり過ぎで腎が弱っていることを表しています。このホクロは、小学生の頃にできたものだそうで、それは見慣れているので、気になっていなかったようです。

聞けば、若い頃に子宮筋腫を患っていたのと、甲状腺腫の手術もしていたとのこと。東洋医学では、甲状腺は腎と関連が深いと見ています。

食べ物は、アイスクリームなどの冷たいものをよくとっていたし、今もよくとっているとのこと。水を飲むときは冬でも氷も入れて飲むとおっしゃっていました。

もともと九州にお住まいなので、暑さで冷たいものをとることが多かったのでしょう。

次にエレメントを見ていきましょう。

Kさんは、熱くて乾燥している火のエレメントです。暑い気候なうえに、火のエレメントで熱くなりやすいタイプであることから、体の熱を冷ましたいと、冷たいものを必要以上にとり過ぎていたようです。

さらに、4人の子育てをしながら、仕事もスポーツトレーナーという活動的な職に就いていたので、太陽星座の獅子座の個性が極まっていたと考えられます。この、もともとの個性、体を動かすという熱くなる仕事、暑い地域という3つが、火のエレメントを強めるようなバランスにあったため、より冷たいものを欲していたのでしょう。食事も、生野菜のサラダや、生のフルーツ、アイスクリームやシャーベット、ジュース、そしてたんぱく質摂取のためにプロテインもかなりとっていました。たんぱく質も吸収が悪ければ腎への負担となります。

腎の疲れをとる食べ方と腎をいたわる食材

Kさんには、どんな食材や食べ方がよいのでしょう？

Kさんには、まず冷たいもののとり過ぎを控えてもらうように提案しました。特に氷は入れないように。水を飲むときなどは塩を一つまみ入れるようにしてもらいました。

そして、腎をいたわる食材としては、山芋、カリフラワー、キャベツ、干し椎茸、ニラ、ブルーベリー、昆布をおすすめしました。

また、腎機能の低下によって、血液の解毒が不完全なことから、色黒な皮膚になっていたようでしたので、血液の解毒などの対策の食材として、玉ねぎ、ニラ、こんにゃく、納豆、グレープフルーツなどを、フルーツ以外はなるべく加熱してとるようにお勧めしました。

腎をいたわる味は黒い色と塩辛い味なので、味噌汁を昆布出汁《だし》で食べるのは理にかなっています。

今回のKさんのケースでは、本来の個性である火のエレメントから大幅に体質が水のエレメントにズレていたので、まずは火のエレメント寄りに戻すことからご提案しています。そのため、野菜などは加熱調理をすすめて、腎機能を補うように指導しています。

とくに、腎はエイジングを司る臓器であり、エネルギーの貯蔵庫なので、まずは腎をいたわることを優先にしています。

精神面のアプローチもできる

アストロ望診では美容と健康を目指しますが、精神的ストレスに対する心理的なアプローチもできます。

「Step1」で臓器にも感情が宿っていることを少しご紹介しました。よく東洋医学では、肝臓が弱っている人はイライラしているといいます。でも、何に対してイライラしているかは、人によって違いますよね。

たとえば私は太陽星座が水瓶座で風のエレメントです。風のエレメントの人は基本的に、常に自由で縛られたくないと思っているタイプ。ですので、「いつも机に座っている拘束時間が長い仕事」をずっとさせられたとしたら、イライラするでしょう（笑）。

一方、太陽星座が土のエレメントの人は、基本的にルーティンワークやコツコツした仕事が得意な職人気質。この人たちに「毎日アポなし営業を10件やってください」

と言ったら、イライラしますし、ストレスもたまるでしょう。

星座の特徴を知ることによって、その人の価値観を知ることになるので、それに対する精神面のアプローチもできるのです。

アストロ望診　生活習慣アドバイス

最後に、顔の望診で不調があることがわかった五臓の部位と星座のエレメントを照らし合わせ、それぞれどんな生活を心がければいいのかをまとめておきます。

肝・胆のうの不調

感情のキーワード▼**カッカ、怒り**

肝・胆のうの不調×火のエレメント（牡羊座・獅子座・射手座）

行動力があり、活発に動き回るタイプのため、体は熱くなりやすく、汗で血液中の水分も消耗しやすいです。これによってドロドロ血になりやすいため、とくに血流改善を意識しましょう。

肝・胆のうの不調×土のエレメント（牡牛座・乙女座・山羊座）

土のエレメントの人はどちらかというと内弁慶なタイプが多く、怒りや悲しみもため込みやすい傾向があります。ため込んだ感情をアルコールで発散させる傾向もあり、肝臓の負担になります。とくに怒りは肝臓を傷めてしまう感情なので、食事にネギやショウガなどの薬味を適度にプラスして、アルコールに頼らなくても発散できるようにしましょう。

肝・胆のうの不調×風のエレメント（双子座・天秤座・水瓶座）

よく動き回り、よく話すタイプなので、じっとしていることや黙っていることがイライラの原因になります。とくに寝不足によって不調を起こしやすいので、一定の生活リズムを送れるように気をつけましょう。

肝・胆のうの不調×水のエレメント（蟹座・蠍座・魚座）

体が冷えやすくむくみやすい、有害物質をため込みやすいタイプです。適度な運動によって筋肉をつけ、体内の循環をよくしておかないと、たまった有害物質の処理で肝臓が疲れやすくなります。

心・小腸系の不調

感情のキーワード▼**ワクワク・興奮・焦り**

心・小腸系の不調×火のエレメント（牡羊座・獅子座・射手座）

情熱的で興奮しやすいタイプのため、体は熱くなりやすく、頭にも血が上りやすくなります。発汗による水分不足からくる熱中症にも注意が必要です。水分の多いフルーツや炭酸水で、水分とミネラルの補給をこまめに行いましょう。また、熱を冷ましたい衝動が強く、氷の入ったものを求める傾向がありますが、胃腸の冷えにつながるので、アイスクリームや氷水などの冷たいものはほどほどにしましょう。

心・小腸系の不調×土のエレメント（牡牛座・乙女座・山羊座）

心に壁（バリア）をつくりやすく、物質に影響を受けやすいタイプ。皮膚・呼吸器・腸は外界とのバリアでもあり、土のエレメントの人はこのバリア部分に不調を抱えやすい傾向があります。とくに乾燥しやすい傾向があるため、粉もの食品を控えめにしないと、小腸のトラブルを抱えやすいでしょう。

心・小腸系の不調×風のエレメント（双子座・天秤座・水瓶座）

健康な状態であれば、いちばん血液循環がいいタイプです。ただ、一度循環が滞ると影響を感じやすい傾向があります。適度な運動によって、肺活量を鍛えることと、下半身の血液やリンパ液の滞りを解消するために、ふくらはぎの運動やマッサージをすることが大切です。

心・小腸系の不調×水のエレメント（蟹座・蠍座・魚座）

体の冷えは、交感神経を優位にさせて、血流を鈍くさせることにつながります。これが高血圧にもつながりやすく、心臓の負担になります。また、とくに冷えやすい水のエレメントの人は、夏バテもしやすいので、冷房に当たり過ぎないように、普段から体温を上げて血流を促すことを意識しましょう。

脾・胃系の不調

感情のキーワード▼**クヨクヨ・堂々めぐり・思い悩む**

脾・胃系の不調×火のエレメント（牡羊座・獅子座・射手座）

本来、即断即決、行動力・実践力が強い火のエレメントの人。脾が弱ると行動力が低下し、自分らしさが発揮できなくなります。また、スピードや競争力を好む火のエレメントの人は、噛む回数が少なくなりがち。それによって脾・胃を傷めるので、一口30回以上よく噛むことを意識しましょう。

脾・胃系の不調×土のエレメント（牡牛座・乙女座・山羊座）

体を動かすより頭を動かすほうが得意な土のエレメントの人は、とにかく頭でエネルギーの材料の糖を消費してしまいます。それによって、体を動かすためのエネルギーが不足し、結果として元気がない状態に。クヨクヨ考えてしまう傾向があるため、それが脾・胃を傷めることにもつながります。なるべく体を動かして、頭ばかり使う時間を減らすことが大事です。

脾・胃系の不調×風のエレメント（双子座・天秤座・水瓶座）

社交的で、いろいろな人との交流を求める風のエレメントの人。ただ、コミュニケーションの裏には相当なストレスも抱えがち。人と接する機会が多い分、気を配ったり、気を張ったりして、気が不足しやすくなります。

本人が感じている以上に気を消耗することから、体の優先順位No．1の消化に使うエネルギーも不足し、消化不良や胃もたれなどになりやすい傾向も。時には一人になる時間をもちましょう。

脾・胃系の不調×水のエレメント（蟹座・蠍座・魚座）

冷えやすく、鼻水や痰・おりものといった湿気をため込みやすい水のエレメントの人は、脾・胃が弱りやすい傾向があります。まずは胃腸を温めること、冷たい飲食物は極力減らすこと。そして、とくに下半身を動かしたり入浴で温めたり発汗することで、体内にたまった湿気を排出することが、脾・胃をいたわることにつながります。

肺・大腸系の不調

感情のキーワード▼**メソメソ・ため息・悲しみ**

肺・大腸系の不調×火のエレメント（牡羊座・獅子座・射手座）

活動的で交感神経が優位になりがち。汗もよくかくので、体が乾燥しやすくなります。それによって体表面の皮膚も乾燥してしまいますので、なるべく果物で糖分と水分の補給をしましょう。揚げ物や炒め物は高温で水分を飛ばすことから乾燥につながりますので、なるべく煮物やおひたしなど、水気を含ませたものをとるようにしましょう。

肺・大腸系の不調×土のエレメント（牡牛座・乙女座・山羊座）

体が冷えやすく乾燥しやすい傾向にあるため、肺・大腸・皮膚という、潤うことでバリアになる部分に疾患を抱えやすいタイプです。また、運動不足になりがちなため、便秘にもなりやすいでしょう。精神的ストレスで胃腸が弱ってしまう傾向も強いので、リラックスを心がけましょう。お風呂や温泉をゆっくり楽しむのもおすすめです。食材では、山芋や里芋など、粘りのある芋類で粘膜系の保護をしていきましょう。

肺・大腸系の不調×風のエレメント（双子座・天秤座・水瓶座）

適度に潤いのあるタイプです。ただし、行動を制限されると途端に気血の巡りが悪くなるので、少し放任くらいがちょうどいいでしょう。よく話し、よく歌うのが好きなので、喉（＝呼吸器）のケアが大事です。喉風邪・鼻風邪をひきやすいので、口呼吸ではなく鼻呼吸になるようにしていきましょう。気の巡りをよくする柑橘類もとるといいでしょう。

肺・大腸系の不調×水のエレメント（蟹座・蠍座・魚座）

冷えやすく、ため込みやすいタイプなので、便秘になりやすい傾向があります。その溜まった老廃物を排出するため鼻水や痰など湿気のある分泌物も多くなりがち。まずは便秘にならないように注意が必要です。しっかり体を動かすこと、温めることを意識しましょう。悲しみの感情も抱きやすいので、スキンシップによる愛情表現も必要です。

腎・膀胱系の不調

感情のキーワード▼**不安・恐れ・ビックリ！**

腎・膀胱系の不調×火のエレメント（牡羊座・獅子座・射手座）

交感神経が優位になりがちな火のエレメントの人は、カッと熱くなる心身の熱を冷ますために、冷たいものをとり過ぎて腎臓に負担がかかりやすい傾向があります。常に行動的で意識も外に向きやすい特徴があるので、冬場はしっかり休息が必要です。

腎・膀胱系の不調×土のエレメント（牡牛座・乙女座・山羊座）

何事にも集中力を発揮しやすく、夜型になりやすい傾向があります。また、精神的に鬱々《うつうつ》としやすいので、不安や恐れを増長させるような情報からは距離をおいて、自分の体の声を大事にしてください。毎日早朝に日光浴をすることで、精神の安定や免疫力アップにつながるので、ストレスに弱い腎臓のケアとしても最適です。

腎・膀胱系の不調×風のエレメント（双子座・天秤座・水瓶座）

他人の影響を受けやすいため、人間関係にストレスを抱きやすい傾向があります。それによって、副腎からの抗ストレスホルモンの分泌も過剰になりがちです。他人との境界線を引く、一人の時間を作るなど、意識してやってみましょう。

また、女性ホルモンのエストロゲン過剰にもなりやすいので、大豆や豆乳、乳製品のとり過ぎは子宮系のトラブルを引き起こす可能性が高いため、控えましょう。

腎・膀胱系の不調×水のエレメント（蟹座・蠍座・魚座）

水をため込みやすい体質のため、冬場はその体内の水分が外気温の低下の影響を受けて冷えやすくなります。そのため、腎・膀胱には負担になります。なるべく体を動かすようにして、不要な水分をため込まないようにすることが大事です。冷えやすいので、冷たい飲み物や食べ物は控えましょう。

Column

アストロ望診もっとくわしく

「アストロ望診」での望診は、マクロビオティック望診法から体系立てたものだとお話をしました。

「望診とマクロビオティックとは違うものですか」

このような質問をいただくことがあります。

マクロビオティックの食事法とは、穀物や野菜、海藻などを中心とした日本の伝統食をベースにした、自然に即した食事法。ただ、一般的なイメージとしては「動物性のものは食べないストイックな食事」「制限が多そうだから無理」などと思われることが多いようです。

もともと日本における望診は、明治時代に日本で発祥したマクロビオティック食事療法から分析・体系立てられ、進化・発展したものです。現在、日本で望診を勉強するときには、マクロビオティックを学ぶ必要があります。食べ過ぎ食材の判定や陰陽バランスを判断するためのベースとなるためです。

しかし現在、日本でメジャーになっているマクロビオティックは、アメリカで流行したものが逆輸入されたような状態になっているため、穀物菜食がベースとなる食事指導になっています。

本来、マクロビオティックのベースとなっているのは、心身のバランスを整えるというものであって、穀物菜食の食事をすすめるものではありませんでした。このような経緯があること、そして現代人の慢性疾患が食の多様化などによって複雑化しながら増加している状況から、「アストロ望診」では、マクロビオティック食を推奨することはしていません。

誤解のないようにいうと、決してマクロビオティック食事療法を否定しているものではありません。もともと私が望診にたどり着いたのは、マクロビオティックを勉強したからですし、バランスを重視するその考え方も、すばらしいと思っています。

一方で、マクロビのなかの「陰性の食材は体を冷やすからとらないほうがいい」「たんぱく質は大豆でとればいい」という偏った教えなどが一人歩きして、バランスを悪くしている方がたくさんいるとも感じています。

私自身は穀物菜食ではありません。家ではお肉やお魚の料理も作ります。だっておいしいですものね。

望診とは、あくまでも食べ過ぎて体内に余った食材などが、過剰のサインとして肌に表れているのを読み解く手法です。

マクロビオティックを学び、実践し、メリットやデメリットを体感し、多くの食事迷子の方たちにアドバイスをしてきた私だからこそ、「アストロ望診」では本当に自分にとって良いバランスとは何かを伝えることができているのではないかと自負しています。

エピローグ

エレメントを活かす生き方で、自分らしく輝く

✴「アストロ望診」で生き方が変わる

「アストロ望診」は、美容と健康だけのものではありません。本当に自分に合った食べもの、食べ方、生活習慣がわかり、セルフケアができるようになってバランスが整ってくると、生き方まで変わってきます。

本当の自分がわかるから、本来の自分らしい生き方ができるようになるのです。私自身がまさにそうでした。

私は今でこそ、全国を飛び回る生活をしていますが、30代後半まで実家暮らしでした。今の私の姿を知っている人からは「信じられない」とよくいわれます。

赤ちゃんのころからアトピー性皮膚炎があり、長い間ステロイドを使用していたこ

とはプロローグでもお伝えしました。薬を長い間使っていると、自分のエレメントの気質・体質を変えてしまう場合があります。

ケース・バイ・ケースではありますが、たとえば痛み止めの薬を長く飲み続けていると、血流を鈍らせる作用があるので末端まで血流が行きにくくなり、体が冷えていきますね。また、体が治そうとして熱を出したり痛みを出したりしているのに、それを止めてしまうことになるため、本当は排出されるはずだった老廃物が溜まりやすくなる面があります。体の状態でいうと、〝冷えて湿っている〟水のエレメントに偏っていることになります。

昔から、「人は食べたものでできている」といわれますが、まさに薬の長期服用はそのような体を作っていくのでしょう。

そして、私のようにステロイドを長期使用していると、心も体も〝冷えて乾いている〟土のエレメントに偏っていきます。土のエレメントは皮膚に影響が出やすく、どちらかというと人と壁を作りやすい傾向があります。アトピーも〝皮膚という壁〟がボロボロになっている状態。本来、活動的であちこち動き回りたい風のエレメントであるはずの私も、なかなか動けなくなっていました。

それに加えて、同居していた両親は牡牛座と乙女座。両方とも土のエレメントです。当時私は本当に自分のやりたいことがみつからず、たくさん転職をしていました。

両親からすれば、一つの仕事を長く続けられないことは、とても非常識に映ったのでしょう。「本当は自由に好きなことで動き回りたい」私と、「一つのところにとどめておきたい両親」との間で葛藤しつつも、両親の土のパワーに引っ張られてしまう状態になっていました（ここでは土のエレメントのマイナス面を強調していますが、もちろん、いいところもたくさんあります。念のため）。

今振り返ると、このような親の価値観に順応して生きていくために、自分の性質を変えて、土のエレメントに寄った生き方をしていたのだとわかります。そのために、ステロイドを使わなければならない体の状態を起こしていたのです。

途中で一人暮らしをしようと思ったことも何度かありました。でも、そのたびに知人から「お母さんを悲しませちゃダメだよ」などと言われて思いとどまりました。12歳まで母子家庭で育った私には、これはパワーワードでした。しかし、父のがんをきっかけに望診を学び、それを「アストロ望診」に発展させていく過程で、自分自身のアトピーとも向き合うようになりました。そして、今の心身の状態が私にとって不自然であることに気づいたことから、結果的に脱ステロイドに踏み切りました。

皮膚は、他人と自分との境界線です。皮膚が弱るということは、ほかの人との境目がはっきりしていないともいえるのです。私の場合、同居していた親との関係がそうでした。お互いの境界線がはっきりしておらず、共依存のような状態だったと思います。親の価値観を受け入れるには、心のバリアを外す必要があり、その象徴として皮膚という体のバリアを壊すような状態を作っていたのでしょう。

脱ステロイドを始めて、その好転反応がひどく出ている時期だったこともあり、一人暮らしを始めるのは今しかないと思い、家を出ました。そうしたら、なんと！　長年のアトピーが本当に治ったのです。自由に動きたい風のエレメントのいい面が表れたのだと思います。

私の体験談だけではなく、父のがんの寛解《かんかい》についてもご紹介しますね。

父は土のエレメントで頑固。さらにギュッと固く締まっていくエネルギーが強いお肉が大好き！　野菜は食べない人でした。このままだと、おじいちゃんになったらもっと頑固になって大変なんだろうな、と思って戦々恐々としていた時期もありました。

がんという、体の中に固いしこりを作っていく病気になったのも、この頑なさが行き過ぎたからではなかったかと推察しています。

しかし、病気をきっかけに、アストロ望診に基づく食養生で、心身の硬さをほぐす食事をしたことによって、バランスが整ってきて、私が自立することも許してくれるような寛容さを表すようになったのです。今では適度に食事に気をつけ、ウォーキングで体を動かすなど、乙女座の自己管理能力をよい形で発揮していると思います。

アストロ望診でのセルフケアでやりたいことを実現し続けている！

自分のことがわかるようになると、生きるのも楽になります。

たとえば、自分がどんな食べ物を欲しているかによって、今の自分の状態もわかるようになります。

「今日、〇〇が食べたいな」と思ったときは、なるべくその自分の願いを叶《かな》えるべく、食べたいものを食べるようにしています。それだけではありません。「〇〇が食べたいということは、私は今どういう状態なのか」と考えるのです。

「あ〜、今日はすごくお酒が飲みたい！」と思ったとしますよね。そういう日は、たいてい仕事で過集中になっていたり、ストレスがたまって言いたいことが言えなかったり、何か我慢していたりするときです。

それはアルコールの力を借りて、体をゆるめリラックスしたい、言いたいことを言いたい、という体の声なのです。これがわかれば、お酒を飲まなくても、ほかの方法でストレスを発散したり、体をゆるめるなど別の選択肢で対処することができます。お風呂に入ってリラックスしてもいいですし、友達に電話をして話を聞いてもらってもいい。

「めちゃくちゃ甘いものが食べたい！」ときも、緊張状態が長く続いてゆるませたいときであったり、エネルギーを補給したいときだったりします。そういうときは、なるべくスイーツなどではなく、吸収のいい蜂蜜やフルーツ（またはドライフルーツ）を少量とったりします。

私自身、アストロ望診を実践する前と後で人生がガラリと変わりました。

以前は自分に制限をかけることが多く、すぐにあきらめてしまい、何をやっても長続きしませんでした。

私の太陽星座は風のエレメントですが、先ほどお話ししたように、以前は風のよさを活かせずに土のエレメント寄りの生き方をしていました。健康状態もよくなかったので、悪いほうに悪いほうに傾いて、動くことができず、自分を責めていました。

アストロ望診を知ってから、風のエレメントのよさを活かせるように、薬物野菜、フルーツ、酸味の食材などを意識してとるなど食事を変えていくと、いい意味で粘り強くなり、前向きになったのです。

たとえば望診だって、一般的には認知度がまだまだ低いものです。以前の私だったら、少しだけかじってやめてしまったかもしれません。でも、ずっと仕事にしていきたいと思えるようになりました。しかも、それに西洋占星術をくっつけて「アストロ望診」にして、さらにニッチなものにしてしまいました（笑）。

そして、仕事にするどころか、それを広めていきたいと、スクールまでつくってしまいました。以前の私は「自分だけが知っている」ことに喜びを見いだすタイプだったのです。いいことは誰にも教えたくない、と。

それが「いいものはちゃんと必要な人に届けたい、シェアしたい」と思えるようになったのです。今は自由で、とても楽しいです。その分、責任もありますが、本当に心からいいと思うものを届けることができる喜びに満ちています。

✵心身のバランスが整うと輝く生き方へとシフトできる

よく12星座の占いでも「星座のいい面・悪い面」が紹介されていることがありますね。よりいい面を出せるようにするためには、体の状態が整っていることが大切になります。誰でも体の具合が悪いときに、前向きなことは考えられないですよね。

体調は、自分本来の性質をどう表現するかに深くかかわってくるので、体調が整えば、生きやすくなります。

もちろん、不健康になりたいと思って食事をする人はいないと思います。でも、よかれと思って合わないものを食べている人は意外にたくさんいます。繰り返しになりますが、まずは自分に合うものを見つけることが大切なのです。

自分のエネルギーと肉体のキャパがぴったり合ったとき、あなたの本来の美しさが表れ、本当に生き方まで変わります。

どんなにいい性質、いいエネルギーをもともともっていたとしても、その入れ物となる肉体のキャパが小さかったり、肉体が整っていなかったりすれば、本来の魅力を発揮できなくなってしまいます。自分の体の状態を無視して、外からどんなにいいものを入れようとしても、うまく働いてくれません。

現代人は、ぼろぼろの車にガソリンを入れて、無理やり走らせている方がとても多いと感じています。車は色もデザインも大きさも内装も違います。燃費も違います。それぞれの車に合ったガソリンを入れて、安全運転で適正なスピードで走ること。それが、バランスのとれた健全な生き方です。その指針となるのが「アストロ望診」です。

自分に合ったセルフケアをすることによって、健康に美しくなるだけではなく、あなたが輝く生き方ができるようになるのです。

✴ シン・食養生

「アストロ望診」では食べ過ぎ食材のサインが出ると、くり返しお伝えしてきました。

一般的に美容と健康にいいといわれている食材でも、とり過ぎれば人によっては不調のサインが出ることがあります。

望診は、食材基準ではなく、食べる人のバランスを基準としています。その人の個々の肉体を基準に食材をみていきます。だから、特定の食材について〇×を判断することはありません。

たとえば、体にいいとおすすめされているグラスフェッドの肉やバター、平飼いの卵、自然農法の玄米などを食べていたとしても、うまく体内で使われなければ余ってしまい、過剰のサインが表れるのです。

「アストロ望診」では、巷の健康情報に振り回されることなく、〝自分にとって〟の唯一無二の食事法を見つけることができます。

よく、「糖は陰性食材だから体を冷やす」といわれます。では、冷え性の人は甘いものを食べないほうがいいのでしょうか。そうすれば、冷え体質が改善されるのでしょうか。

いろいろな方に指導させていただくなかで、理想と現実は違うと感じることが多くあります。だからこそ、食べ物の善悪だけではなく、食べ方・調理法にこだわっているのです。

〝何かを食べればいい〟、あるいは〝何かを食べなければいい〟といった、〝何か〟に盲信的になっているうちは、他人の情報に振り回されているにすぎません。

自分にとっての健康法は、他人軸では一生たどりつくことができないでしょう。

「アストロ望診」は、マクロビオティック、薬膳、ローフード、ホールフード、発酵食品、分子栄養学、蜂蜜療法など、さまざまな食事法を学び実践し、症例もみてきたなかでまとめた、言ってみれば『シン・食養生』ともいえるもの。

自らの体に表れるサインから判断する、古くて新しい食養生なのです。

みなさんが「アストロ望診」で物事の本質を見極める目を持ち、本当の自分を知り、より美しく、心身ともに健康で、穏やかな生活を送れることができますよう、心から願っています。

最後に、日本望診ビューティスクールの顧問医師である佐野正行先生には、本書の監修にご協力いただきましたこと、大変感謝しております。ありがとうございました。

鈴木ゆかり

あなたの体が発する不調のサインをさらに読み解く

アストロ望診簡易診断＆処方箋

あなたの今の心と体の状態を無料で診断し、
処方箋として、あなたに合った
養生法7日間コースをお届けします。
下のQRコードからアクセスして、
自分の心と体の状態をチェック。

まずは7日間、処方箋
（食事・生活習慣・心の持ち方についてのアドバイス）
の通りに実践してみてください。

※予告なく内容を変更・終了する場合があります。ご了承ください。

もっとくわしく知りたい方は

日本望診ビューティスクール

https://japanboshinbeautyschool.com/

著者・監修者紹介

鈴木ゆかり　日本望診ビューティスクール学長。望診家。父親の末期がん治療と自身のアトピー性皮膚炎・喘息・うつ病の克服のため、マクロビオティック、望診、ホメオパシー、フラワーエッセンス、アロマテラピー、ホロスコープ、アーユルヴェーダ、クレイテラピーなどの多数の自然療法を学ぶ。現在は、日本望診ビューティスクール学長として、東洋医学の望診とアストロロジー（西洋占星術）を融合させたメソッド“アストロ望診”の普及に努めながら、これまで約1500人の心と体を健康にしインナービューティに導いている。
ホームページ　https://japanboshinbeautyschool.com/

佐野正行　医師・産業医。日本養生セルフケア協会 代表理事。予防医学・代替医療振興協会 学術理事。消化器外科医として3000人以上の手術に携わり、自然治癒力を引き出す治療、生活習慣改善サポートの必要性を実感。「しあわせで、健康で、豊かに笑って生きる」医療相談とサポートを世界中で行っている。
ホームページ http://dr-masa.com/prof/

あなたに合《あ》う「食養生《しょくようじょう》」が見《み》つかる本《ほん》

2024年４月30日　第１刷

著　　者　鈴木《すずき》ゆかり
監 修 者　佐《さ》野《の》正《まさ》行《ゆき》
発 行 者　小澤源太郎

責任編集　株式会社 プライム涌光
電話　編集部　03(3203)2850

発 行 所　株式会社 青春出版社
東京都新宿区若松町12番１号 〒162-0056
振替番号　00190-7-98602
電話　営業部　03(3207)1916

印　刷　共同印刷　　製　本　フォーネット社

万一、落丁、乱丁がありました節は、お取りかえします。

ISBN978-4-413-23355-2 C0077